Paul Uccusic
Doktor Biene

Paul Uccusic

# DOKTOR BIENE

Bienenprodukte – ihre Heilkraft und
Anwendung in der Heilkunst

Ariston Verlag · Genf

Andere Werke aus unserem Verlagsprogramm
finden Sie am Schluß dieses Buches verzeichnet.

Copyright © Ariston Verlag, Genf 1982

Alle Rechte, insbesondere des auszugsweisen Nachdrucks,
der Übersetzung und jeglicher Wiedergabe, vorbehalten
Erstauflage 1982
Printed in Germany
Gesamtherstellung: Ebner Ulm

ISBN 3 7205 1251 7

# Inhaltsverzeichnis

Vorwort . . . . . . . . . . . . . . . 7

1. Heilende Harmonie . . . . . . . . . . 9
   *Es geht nur mit der Natur* . . . . . . . . . 12
   *Symbiose Biene – Pflanze* . . . . . . . . 15

2. Der Bienenstaat . . . . . . . . . . . . 19
   *Das Wunder Bienenstock* . . . . . . . . 19
   *Der Zyklus der Arbeitsbiene* . . . . . . . . 24

3. Eine Himmelsmedizin: Kleine Geschichte des Honigs 31
   *Honig in der Antike* . . . . . . . . . . . 34
   *Griechenland und Rom* . . . . . . . . . . 37
   *Das Land, in dem Milch und Honig fließen* . . . . 41

4. Honig – eine bißchen (Bio-)Chemie . . . . . . 45
   *Analyse des Honigs* . . . . . . . . . . 48
   *Honig lagern* . . . . . . . . . . . . 53

5. Honig als Heilmittel . . . . . . . . . . 55
   *Honig für die Leber* . . . . . . . . . . 58
   *Eine Honig-Homöopathie* . . . . . . . . 61
   *Was die Honige können* . . . . . . . . . 64

6. Pollen – Schlüssel zur Fruchtbarkeit . . . . . . 71
   *Pollen, eine Supernahrung* . . . . . . . . 74
   *Pollen für den Darm* . . . . . . . . . . 78

7. Gelée royale – ein ganz besonderer Saft . . . . . 85
   *Ein Freund auch der Frauen* . . . . . . . . 89
   *Eine Kapsel unter der Zunge* . . . . . . . . 90
   *Eine lebendige Tradition* . . . . . . . . . 92
   *Verläßliche Hilfe im Klimakterium* . . . . . . 93

8. Krebs und Strahlenkrankheit . . . . . . . . 99
   *Die Strahlenkrankheit besiegt* . . . . . . . 101
   *Ein Überlebensmittel?* . . . . . . . . . 105
   *Qualität ist unersetzbar* . . . . . . . . . 106

9. Geheime Kommandosache Propolis . . . . . . 111
  *Propolis enthält (fast) alles* . . . . . . . . 114
  *Von Mumien und Tuberkulose* . . . . . . . 116
  *Die lästige Akne* . . . . . . . . . . . 120
  *Ein Paradefall von Ischialgie* . . . . . . . 121
  *Tennisarm: 80 Prozent geheilt* . . . . . . . 122
  *Magengeschwüre verschwinden* . . . . . . 123
  *Ärger mit der Wirbelsäule* . . . . . . . . 126
  *Propolis gegen Entzündungen im Mund* . . . . 128
  *Hilft – nicht immer – bei Schuppenflechte* . . . . 129
  *Harz heilt Hämorrhoiden* . . . . . . . . 131
  *Propolis pro Prostata* . . . . . . . . . . 131
  *Propolis hilft auch den Frauen* . . . . . . . 133

10. Weich wie Wachs . . . . . . . . . . . 137
  *Exquisiter Wabenhonig* . . . . . . . . . 140
  *Köstlicher Wabenpollen* . . . . . . . . . 141

11. Bienengift und Bienenluft . . . . . . . . 143
  *Apis – homöopathisch* . . . . . . . . . 146
  *Heilmittel Bienenstockluft* . . . . . . . . 147

Anhang I: Rezepte . . . . . . . . . . . . 149
Anhang II: Adressen . . . . . . . . . . . 167
Literaturverzeichnis . . . . . . . . . . . 169
Namen- und Sachregister . . . . . . . . . . 179

# Vorwort

Dies ist weder das erste Bienen-Buch noch soll es dazu dienen, die einschlägige Literatur zu vermehren. Von Vergil und Marcus Terentius Varro, von Plinius und Dioskorides über Waldemar Bonsels' *Biene Maja,* die heute jedes Kind kennt, bis zu Maurice Maeterlinck und Karl von Frisch spannt sich der Bogen des Geistvollen, hervorragend Beobachteten und schließlich mit einfühlsamer Experimentiertechnik der Natur Abgelisteten, was zu Bienen-Büchern – um in der Terminologie zu bleiben – »gegossen« wurde.

Wir werden zwar ein paar Blicke in die Welt des Bienenstaates tun, damit wir verstehen, was diese Tiere für uns Menschen bedeuten – indes der Zweck dieses Buches ist ein anderer.

Denn die Biene ist nicht nur Bestäuberin der Blüten und Lieferantin dessen, was seit Beginn der Menschheitsgeschichte der Inbegriff für süß ist, nämlich des Honigs; die Biene ist schlichtweg auch ein pharmazeutisches Laboratorium, wenn wir das in der brutalen Sprache des zwanzigsten Jahrhunderts so ausdrücken wollen. Eine Produzentin von Heilmitteln.

Daß man sich ihrer jetzt erinnert, hat seine guten Gründe; davon handelt das erste Kapitel. Nur: Jahrtausende hat man Bienenmittel gekannt, geschätzt, immer wieder von neuem angewendet. Wer also in dieser Zeit neben dem ganzen (und zum Teil hochgiftigen) Arsenal der Chemotherapie auch Bienenheilkunde betreibt, hat nicht nur eben diese uralte naturheilkundliche Tradition hinter sich – er weiß auch, daß er damit dem obersten ärztlichen Grundsatz, dem *Nil nocere,* dem »Nicht schaden«, entspricht.

Ein Buch über die heilkundliche Anwendung aller Bienenprodukte gab es bisher nicht. Was es nicht gibt, aber gebraucht wird, muß man eben selbst machen.

Dieser sich am Arbeitsethos der Bienen orientierende Grundsatz hat sich in kürzester Zeit insofern bewiesen, als die erste Auflage von *Doktor Biene* in Taschenbuchform innerhalb weniger Monate vergriffen war. Dies und der vielfache Wunsch nach ausführlicherer Information, die auch neueste wissenschaftliche Ergebnisse berücksichtigt, hat nun zu dem vorliegenden Buch geführt. Das Material mußte den Rahmen des ursprünglichen Taschenbuches zwangsläufig sprengen.

Damit ist gleichzeitig gesagt, daß die Dinge im Fluß, die Forschungen unaufhaltsam sind. Da die Übereinstimmung in den bisherigen Ergebnissen groß ist, darf jedoch vermutet werden, daß auch künftige Befunde die Heilkraft von »Doktor Biene« bestätigen.

Wien, im September 1982 *Paul Uccusic*

# Heilende Harmonie

> Und es lehrte dein Herr die Biene: »Suche dir in den Bergen Wohnungen und in den Bäumen und in dem, was sie (die Menschen) erbauen. Alsdann speise von jeglicher Frucht und ziehe die bequemen Wege deines Herrn.« Aus ihren Leibern kommt ein Trank, verschieden an Farbe, in dem eine Arznei ist für Menschen. Siehe, hierin ist wahrlich ein Zeichen für nachdenkende Menschen.
>
> *Koran*, 16. Sure, 70–71

Die Biene existiert seit rund dreißig Millionen Jahren. Nahezu unverändert in ihrer Form bestäubt sie seit dieser unvorstellbar langen Zeit Blüten, sammelt sie Honig.

Mehr: Sie existiert nicht als Einzelwesen, sondern nur als Teil eines Staatswesens. Das Individuum ist hier nichts – eine Arbeitsbiene hat eine Lebenserwartung von lächerlichen fünfundvierzig Tagen –, sondern die Idee ist alles. Man weiß heute, insbesondere durch die bahnbrechenden Arbeiten von Karl von Frisch [43]*, ziemlich genau Bescheid über die Organisation des Bienenstaates. Aber: Wer diesen in ihrer Art sogar mit beachtlicher Intelligenz begabten Tieren (in vielen Dingen sind Bienen freilich ungeschickt) die »Staatsidee« gab, ist, naturwissenschaftlich gesprochen, ungeklärt.

Der Koran, dessen sechzehnte Sure *Die Bienen* heißt und deren sich tatsächlich auf die Bienen beziehenden Sätze oben wiedergegeben sind, merkt an, daß »hierin wahrlich ein Zeichen für nachdenkende Menschen« sei. Obwohl es sich um eine mehrhundertmalige Standardformulierung des heiligen Wer-

---

* Zahlen in Klammern beziehen sich auf das Literaturverzeichnis. Durch Beistriche sind Quellen getrennt; nach Strichpunkt steht die Seitenangabe.

kes handelt, möchte sich der Verfasser doch der hier implizit mitgeteilten Wesens-Idee anschließen: Solch eine Ordnung, solch subtiles Zusammenwirken höchst unterschiedlicher Funktionen, muß als Hintergrund eine überragende Steuerintelligenz bedingen. »Gott bohrt mit«, lautete die übertriebene Schlagzeile einer deutschen Boulevardzeitung über einem Bericht über Bergungsversuche an einem verschütteten Kind. Analog zur Biene müßte es heißen: »Gott summt mit.«

Ordnung und Harmonie sind eins. Obwohl es im Bienenstaat, zum Beispiel bei der Drohnenschlacht oder beim Kampf der Königinnen, mitunter recht brutal zugehen kann, ist das Ganze doch immer harmonisch. Ohne Zweifel sind auch die Produkte der Bienen – Honig, Wachs, Bienengift, Weiselfuttersaft und Propolis – Ausdruck dieser Harmonie. Liegt darin das Wesen ihrer Heilkraft?

Betrachten wir unsere Welt im ausgehenden zwanzigsten Jahrhundert, so müssen wir feststellen: Bevölkerungsexplosion, rabiate Industrialisierung und die Überbetonung des materiellen Aspektes haben Lebensraum, Rohstoffe und Energie knapp werden lassen. Lärm, Gewalt, Terror und Krieg beherrschen ringsum das Geschehen. Ruhe und Harmonie dagegen haben großen Seltenheitswert. Wir haben jede Menge Lebensquantität, aber immer weniger Lebensqualität.

Ein zuverlässiger Indikator für diese weltweite Krise ist unser Gesundheitszustand.

Man verstehe mich nicht falsch: Krankheit gehört offensichtlich genauso zum Dasein des Menschen wie Geburt und Tod. Aber es gibt doch zu denken, daß, um nur ein Beispiel zu nennen, jahrzehntelanger Aufwand von mehreren Milliarden Dollar und Zehntausenden Spezialisten im Kampf gegen die Menschheitsgeißel Krebs zu nichts anderem als zu der resignierenden Feststellung geführt hat: Alles ist sinnlos verpulvert,

*Heilende Harmonie*                                                    11

wir sind keinen Schritt weitergekommen. Künftig wird alles der
Einzelinitiative begabter Forscher überlassen bleiben.

Ungleich zum Bienenstaat ist also ganz offensichtlich mit
dem Menschenstaat kein Staat zu machen.

»Vernunft wird Unsinn, Wohltat Plage«, sagte einst der
deutsche Dichterfürst Goethe. In Niedersachsen [105] hat man
beispielsweise herausgefunden, daß die Luft in den vollklimati-
sierten Operationsräumen der Spitäler erheblich »schlechter
war als die Außenluft« – durch die (gesetzlich vorgeschriebene)
Klimaanlage! Da braucht man sich nicht zu wundern, daß es in
der Geschichte der Menschheit noch nie so viele chronisch
Kranke gab wie gegenwärtig. Noch nie zuvor ist so viel Kapital,
so viel Technologie (Know-how heißt das jetzt) in das sogenannte Gesundheitssystem hineingesteckt worden [126, 127],
und noch nie zuvor war der Erfolg so gering.

Um keine Mißverständnisse aufkommen zu lassen: Sieht
man von den in den Spitälern immer häufiger auftretenden
Infektionen, die sich auch durch massive Desinfektionsmaß-
nahmen anscheinend nicht in den Griff bekommen lassen, ab –
Unfallchirurgie und Akutmedizin sind recht effiziente Diszipli-
nen geworden. Wissenschaft, Erfahrung und Technik haben
hier zu einer vernünftigen Synthese geführt. Aber für das
Riesenheer der chronisch Kranken geschieht nichts oder das
Falsche.

Wie soll auch einer in der technisierten und automatisierten
Medizin unserer Zeit, die von der Seele rein gar nichts und vom
Geist nur so viel wissen will, wie sie mit Apparaten messen
kann, gesund werden? In einem System, das an seinem eigenen
Übermut, an seiner Überheblichkeit des Alles-besser-Wissens,
an seinem Alleinanspruch und seiner Gigantomanie zu schei-
tern droht? An der Hybris des blind Fortschrittsgläubigen, der
sicher ist, es sei ohnedies alles machbar, so daß er über den

Riesenspitälern, Ganzkörperscannern, Computertomographen und vollautomatischen Diagnosestraßen den vergißt, für den das alles gemacht wurde – den Menschen.

Gesundheit, das wußten die alten Ärzte Hippokrates, Galen, Hufeland, Paracelsus, Avicenna, Brauchle, Aschner und viele andere, ist mehr als nur Unversehrtheit des Körpers.

Gesundheit ist die Harmonie von Körper, Seele und Geist.

Und genau hier liegt die Wurzel für den Mißerfolg der sogenannten Gesundheitssysteme aller Industriestaaten: sie beurteilen eine Maßnahme nach dem Maß der Verwaltbarkeit und danach, ob sie ins System paßt. Ob sie dem Menschen hilft, ob sie imstande ist, ihn zu harmonisieren, interessiert sie weniger.

Mit Administration aber ist kein Kranker gesund zu machen.

Und mit den disharmonischen Haufen uninteressierter Manager, deren oberster Götze Mammon heißt, ist keine Harmonie zu erreichen.

Ein System, in dem das Bild vom Menschen von vornherein falsch ist, ist ungeeignet, dem Menschen sein Gleichgewicht, seine Gesundheit, seine Harmonie wiederzugeben.

## Es geht nur mit der Natur

Diese Probleme sind nicht erst heute entstanden. Philosophen, die meinten, alles sei machbar, gab es schon immer – im Alten Testament, im aristotelischen Griechenland und schließlich in der Neuzeit des Cartesius. Die facettenreiche Macht der Ratio hat Menschen schon immer fasziniert. Nur ist ihr noch kein Zeitalter so vollkommen erlegen wie das unsere.

Nicht nur, daß es früher mehr Korrektive – Priester, Propheten, Schamanen, echte Ärzte – gab; zusätzlich war das Harmo-

*Es geht nur mit der Natur*

niegefühl des Menschen, sein Wissen um die zweite Wirklichkeit, um kosmische Zusammenhänge, offensichtlich weniger gestört. Früher war es angesichts einer unversehrten Natur einfach zu erkennen, daß man nur mit der Natur heilen kann. Die heutigen Medizintechnokraten führen – und sie geben das selbst zu – einen »verzweifelten Kampf gegen die Natur«. Da wundern sie sich, daß sie erfolglos bleiben!

Die heilende Harmonie aber ist immer noch vorhanden, auch wenn manche unserer Mediziner, die sich fälschlich Ärzte nennen, sie nicht erkennen.

Dieses Buch ist ein Ergebnis jahrzehntelanger Suche nach heilender Harmonie. Es gibt viele Wege, und daher sind auch mehrere Ergebnisse möglich. Sie alle sind, wenn sie die Wahrheit und nicht die Täuschung der Menschheit zum Ziele haben, richtig.

»Die Biene«, könnte einer sagen, »dieses kleine, unscheinbare Insekt, das soll uns großen, gescheiten Menschen, uns Krone der Schöpfung, Gesundheit und Harmonie lehren?«

Im Sommer 1982 sind in Alpbach, Tirol, einige Schamanen – Heiler der Indianer, Eskimos, Ozeanier – aufgetreten. Was sie taten, sah für uns verdächtig nach Hokuspokus aus: Sie beschworen Geister oder Dämonen, saugten diese aus dem Kranken heraus oder trieben sie durch Rauch, Wasser, Gebete oder einfach durch lange Spaziergänge in frischer Luft aus.

Aber: So lächerlich das meiste auch wirkte – es half. Und so begannen einige, die gekommen waren, um sich lustig zu machen, doch ganz intensiv nachzudenken und sich mit dem Phänomen Schamanismus zu befassen.

Man muß sich gründlich von der Furcht befreien, daß man selbst, daß eine Tat oder eine Empfehlung lächerlich wirken könnte. »Große Dinge sind immer einfach«, hat einmal ein weiser Mann gesagt. Vieles Einfache erscheint nach außen lächerlich – weil es anders erscheint, als wir selbst zu sein scheinen. Der mit Maske, Rassel und ritueller Pfeife um den kranken Menschen tanzende Schamane wirkt gewiß lächerlich – aber nur auf uns Menschen der westlichen Zivilisation. In Wirklichkeit begibt sich dieser Heiler auf seine Weise in heilerischen Kontakt mit dem Numinosen und dem Erkrankten. Daß solche Zeremonien wirken, konnte jeder mit Augen und Ohren ausgestattete Teilnehmer des Alpbacher Seminars feststellen. Zahlreiche auf schamanische Weise zustandegekommene Heilungen sind inzwischen von vielen Ärzten, Psychologen und Anthropologen dokumentiert worden [128]. Die Zweifel an der Funktionsfähigkeit des Schamanismus sind glücklicherweise im Schwinden.

Heilungen treten wohl auch erst dann ein, wenn der richtige Zeitpunkt (die alten Griechen kannten dieses Prinzip und nannten es kairos) gekommen ist und den ewig gültigen Gesetzen der Natur und des Lebens entsprochen wird. Und sie treten ebenso erst dann ein, wenn man mit der nötigen Demut an die Dinge herangeht. Der Indianer hat keine Furcht, keine Scheu. Er lernt von den Steinen, den Pflanzen und den Tieren – also auch von den Bienen. Nichts ist ihm zu klein (aber auch nichts zu groß), daß es ihm nicht Lehrmeister wäre: Vater Sonne, Großmutter Wind, ein heulender Schakal, eine winzige Blume auf der Prärie. Karl von Frisch, der hinübergegangen ist, als diese Zeilen geschrieben wurden, dagegen hat viel heimlichen Spott erdulden müssen, als er für seine Bienenforschung auf der Lauer lag.

Nun kann es freilich vorkommen, daß eine Behandlung nicht wirkt, daß alle Versuche, einen Menschen zu harmonisieren, vergebens bleiben. Da darf nicht vergessen werden, daß es noch eine Instanz außerhalb von uns gibt, die Herr über Leben

*Symbiose Biene – Pflanze*                                                  15

und Tod ist. Man kann das auch mit der heiligen Hildegard von
Bingen, einer der Begnadeten dieser Welt, formulieren: »Der
Kranke wird gesund werden, außer Gott will nicht.« Dem ist in
seiner Klarheit nichts hinzuzufügen.

Wovon dieses Buch handelt, wurde oben bereits gesagt: Von
den Bienenprodukten Honig, Pollen, Gelée royale (auch Futtersaft, Speichelsaft, Speichel oder Weiselfuttersaft genannt)
und dem Kittharz Propolis. Aber sie sind mehr als »Produkte«,
Objekte des »Konsums« – sie sind Ergebnis eines jahrtausen-
dealten Zusammenspiels von Pflanze und Tier, von Biene und
Blüte – oder, wie im Fall des Honigtauhonigs, von Pflanze, Tier
und Tier. In allem wirkt die Harmonie, die auch in Heilungen
spürbar ist.

Seltsamerweise hat kein Mensch in seiner Überheblichkeit
vermocht, diese Harmonie zu zerstören. Gewiß gibt es mehr als
genug Stellen, an denen Industrieschmutz und Autoabgase
Heilpflanzen und Pollen beeinträchtigt haben. Gewiß sind an
vielen Stellen, vor allem in den Ballungsgebieten, aus Heilpflanzen Giftpflanzen geworden, wie der große französische
Naturheiler Maurice Mességué nachgewiesen hat.

## Symbiose Biene – Pflanze

Doch abseits des Chaos, jenseits der Ballungsgebiete, ist die
Symbiose Biene-Pflanze intakt. Die schon immer von einigen
wenigen hochgeschätzte Heilkraft der Pflanze (die Pflanze ist
immer »in der Zeit«, wie an anderer Stelle [126; 61] nachgewiesen wurde), wird durch die Kraft der Biene nicht nur verdop-
pelt, sondern vervielfacht. Jetzt haben auch die Naturwissenschaftler herausgefunden, woran das liegt: an den Enzymen des
Bienenorganismus.

Aber vor ihnen wußten das schon die Imker – und dieses Wissen ist uralt.

Das Pflanzen-Biene-Heilprinzip ist freilich nicht nur im Honig wirksam. Das Kittharz Propolis, beispielsweise, ist eines der potentesten Antibiotika, das die Natur zur Verfügung stellt – und ganz und gar ohne die unerwünschten Nebenerscheinungen der herkömmlichen Antibiotika. Pollen, insbesondere Wabenpollen, hat hervorragende Heilwirkung – und ebenso Gelée royale. Die Erfahrung hat überdies gezeigt, daß bestimmte Kombinationen der genannten Stoffe eine ganz besondere Wirkung haben.

Vor einem muß jedoch gewarnt werden: So viele und so spektakuläre Heilerfolge hier auch berichtet werden – zur tiefgreifenden Harmonisierung des (tief)erkrankten Menschen gehört mehr, als nur eine Pollenkapsel zu schlucken oder ein Propoliskaubonbon zu lutschen. An mir selbst und dutzenden Menschen meiner Umgebung habe ich die Kraft dieser Bienen-Blüten-Harmonie erfahren – aber in ernsteren Fällen (viele Fälle sind heute, weil seit langem chronisch, ernst!) ist eine Maßnahme allein zu wenig.

Die Naturheilkunde schätzt immer eine polyvalente Therapie, das ist eine Behandlung, die an möglichst vielen Punkten des erkrankten Organismus ansetzt. Herde müssen saniert, ein entgleister Stoffwechsel muß korrigiert, eine Systemerkrankung muß an ihrer Wurzel angegriffen werden.

Das gesamte krankmachende Verhalten muß geändert werden. Honig und Pollen gegen Impotenz gut, aber vernünftige Lebensweise (frühes Schlafengehen, Vermeidung von Nikotin- und Alkoholmißbrauch) ist besser. Und am besten sind natürliche Lebensweise und Bienenprodukte – hier wird eine Harmonisierungsmaßnahme durch die andere verstärkt.

Ein einziges Beispiel möge dies verdeutlichen. Das Bienen-

*Symbiose Biene – Pflanze* 17

kittharz Propolis ist so ziemlich das einzig wirksame Mittel, das gegen Tennisarm hilft. Rund 80 Prozent der mit Propolissalbe behandelten Epikondylitiden sprechen auf diese Behandlung an – ein unglaublich hoher Prozentsatz.

Nur: Selbstverständlich ist auf die Dauer der Anwendung und die Zeit danach (das kann auch mehrere Wochen lang erforderlich sein) jede Belastung von Sehne und Gelenk zu vermeiden. Wer auch in der Zeit der Salbenumschläge weiter das Rakett schwingt, darf sich nicht wundern, daß die Beschwerden nicht abklingen.

Und wer von der heilenden Wirkung von Propolis bei Magengeschwüren gehört hat, aber sein Verdauungssystem weiterhin mit Räucherspeck, Grillkoteletts und Whisky belastet, darf sicher sein, das Heilprinzip der Harmonisierung gründlich mißverstanden zu haben.

# Der Bienenstaat

> Einzig nur sie haben alles gemein: Stadt, Kinder und
> Häuser, und sie leben beherrscht von ewigen, gro-
> ßen Gesetzen, einzig nur sie kennen Vaterland und
> gesicherte Heimstatt.
>
> *Vergil, Georgica,* 153 ff.

Zeitig im Frühjahr, wenn die Strahlen der kräftiger werdenden
Sonne Wälder und Wiesen erwärmen und die ersten Blüten
sich zeigen, sind meist auch schon die Bienen da. Die Bedeu-
tung dieser ersten Blumengäste ist groß, gibt es doch um diese
Zeit in der Natur nahezu keine Insekten. Nur vereinzelt tun
sich einige Exemplare der engsten Verwandten der Honigbiene
(Apis mellifica), zum Beispiel Hummeln, an Leberblümchen,
Taubnessel, Primel und Krokus gütlich.


## Das Wunder Bienenstock

Erheblich weniger Bienen haben überwintert, als im Sommer –
zur Zeit der besten Tracht (Honigernte) – Individuen im
Bienenstock sind: ein guter Durchschnitt sind 10000 Tiere.
Melden die ersten Kundschafterinnen des Stockes, die Spur-
bienen, daß es lohnt, auszufliegen und zu sammeln, beginnt die
Königin mit der Legetätigkeit.

Das ist das erste Wunder des Bienenstocks. Innerhalb kürzester Zeit und unter kräftiger Fütterung durch die Arbeiterinnen
legt die Königin in eigens vorbereitete und geputzte Zellen Ei
um Ei – zwischen 1000 und 3000 täglich. Es besteht keinerlei
Zweifel, daß die Königin nicht von sich aus zu solchen Rekord-
leistungen neigt, sondern von den Arbeiterinnen dazu angeregt

wird. Eine einzelne ist dazu freilich nicht imstande, es bedarf des Zusammenwirkens des ganzen Volkes, daß das Volk sich vermehre.

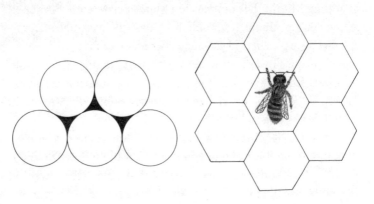

Dichteste Kugelpackung (links) läßt zwischen den Kreisen (Kugeln bzw. Zylinder mit Kreisquerschnitt) Totraum (dunkel) entstehen. Nur das regelmäßige Sechseck (rechts) verbindet optimale Raum- mit bester Materialausnutzung.

Man weiß zwar, daß bestimmte Duftstoffe, die Pheromone, bei dieser Steuerung eine Rolle spielen; man weiß, daß mit Hilfe dieser in unvorstellbar geringen Konzentrationen im Bienenstock vorkommenden Substanzen die Wachstumsvorgänge beeinflußt werden, aber wie das im Detail vor sich geht, hat noch niemand herausgefunden.

Das nächste Wunder ist die Form der Bienenwabe: das Sechseck. Niemand weiß, wer die Biene dieses gelehrt hat. Auch mit minimalen Kenntnissen in Geometrie läßt sich einsehen, daß das Sechseck eine schlechthin optimale Form ist. Betrachtet man verschiedene geometrische Figuren, zum Beispiel Kreis, Dreieck, Quadrat, so ist festzustellen, daß bei gleichem Flächeninhalt Kreis und Sechseck den geringsten

*Das Wunder Bienenstock* 21

Umfang haben. Dichteste »Kugelpackung«, das heißt Aufein-
anderlegen von Röhren mit kreisförmigem Querschnitt, läßt
jedoch zwischen den Elementen Raum. Das wäre Materialver-
geudung. Mithin: Die am meisten Material sparende Form bei
gleichzeitig größtem Rauminhalt ist das (gleichseitige) Sechseck, wenn es – eben in Bienenwabenform gebaut wird.

Als einziges Insekt außer der Biene baut nur noch die Wespe
Sechseckzellen, aber nur für die Brut und ausschließlich aus
Papier. Schon die nächste Verwandte der Biene, die Hummel,
baut runde Zellen [43].

Auf ihrem Hochzeitsflug, der immer außerhalb des Stocks
stattfindet, hat die Königin von einer oder mehreren Drohnen
Samen mitbekommen. Den speichert sie zeit ihres Lebens
(Lebenserwartung einer Königin vier bis fünf Jahre) in ihrer
Samenblase. Durch einen bewundernswert konstruierten
Mechanismus öffnet sich der Samenkanal jedesmal nur dann,
wenn ein Ei vorbeigleitet, und gibt einige Samenzellen frei.
Aus den solcherart befruchteten Eiern werden Weibchen:
entweder verkümmerte, die Arbeiterinnen genannt werden,
oder sich zur vollen Geschlechtsreife entwickelnde: die Köni-
ginnen.

Schließlich – und das ist schon wieder ein Wunder – werden
auch aus unbefruchteten Eiern Bienen: männliche, die Drohnen. Das ist ungeschlechtliche Vermehrung oder Jungfernzeugung (Parthenogenese).

Die Harmonie dreier Geschlechter, eines voll geschlechtsrei-
fen Weibchens, Zehntausender verkümmerter Weibchen
(Arbeiterinnen) und mehrerer hundert Männchen (Drohnen),
macht also das Wesen des Bienenstaates aus. Die Aufgaben
sind streng geteilt: Die Königin legt Eier – sie kann gar nichts
anderes. Sie ist, wie die Drohnen, unfähig, sich allein zu
ernähren. Würde sie nicht von den Arbeiterinnen gefüttert,

ginge sie unweigerlich zugrunde. Auch die Drohnen leben von den Arbeitsbienen. Weshalb sie in der relativ großen Zahl von 300 bis 800 pro Volk auftreten, ist ebenfalls ein Rätsel. Gebraucht wird pro Königin höchstens ein Dutzend für den Hochzeitsflug. Haben die Drohnen die Begattung vollzogen, sterben sie innerhalb von Minuten. Die Phantasie vieler Dichter hat sich an dem unschönen Schauspiel der »Drohnenschlacht« entzündet: Da sie ab etwa August nicht mehr gebraucht werden und im Winter dem Volk äußerst hinderlich wären, werden die Drohnen im Spätsommer beseitigt: die Arbeitsbienen lassen sie einfach verhungern, indem sie ihnen kein Futter mehr geben. Die »Drohnenschlacht« ist also weniger dramatisch als so oft beschrieben. Hofrat Theodor Jachimowicz, jahrzehntelang Österreichs oberster »Bienenvater«: »Die halbverhungerten Drohnen werden einfach aus dem Stock gedrängt und gehen zugrunde.«

Der Zyklus, den eine Arbeitsbiene durchläuft, ist um nichts weniger wunderbar als der Bau der Wabe oder die Legeleistung der Königin. Bevor wir uns aber diesem wichtigen Aspekt für die Bedeutung der Biene widmen, noch eine Ergänzung in Sachen Harmonie.

Schon Vergil ist aufgefallen, daß die Arbeitsbiene das einzige Wesen ist, das nicht »der Leidenschaft und Liebesbrunst« unterworfen ist [24; 559]. Immer wieder hat Philosophen dieses Motiv fasziniert, weil in nicht wenigen Schulen (Stoa, Christentum, Zen, bestimmte Strömungen des Schamanismus) das »in furias ignemque ruere« – »in Zorn und Feuer zu wüten« – (Vergil, *Georgica* III/243) als der Entwicklung des Menschen abträglich betrachtet wird und mithin als zu überwinden gilt. Wieviel vollkommener mußte ein Wesen sein, das dem Pathos, dem Liebesleid, nicht unterworfen ist: »Demgegenüber bei der Biene, allein bei ihr, walten lediglich die Kräfte der Ratio . . .

*Das Wunder Bienenstock* 23

sie ist das stoische Musterwesen des logikon zoon. Als solches ist sie allein im Bestande ihrer Gens der vernichtenden Macht des Todes entzogen... Entrückt ist sie dem Untergang und Verderben...« [24; 559].

Tatsächlich ist der Bienenstaat (einige Ameisen- und Termitenarten ausgenommen) der einzige Insektenstaat, der als solcher überwintert, damit kontinuierlich ist und »ewigen« Bestand hat. Wespen- oder Hummelstaaten dauern jeweils nur einen Sommer lang; nur einige befruchtete Weibchen überwintern. Diese Trägerinnen des Erbguts bauen im Frühling eine Kolonie auf, aus der sich dann der Insektenstaat entwickelt, der mit den ersten Herbstfrösten zugrunde geht.

Wer bereit ist, über den leiblichen Tod des Individuums hinauszublicken, wird fasziniert sein von dieser Jahrmillionen überdauernden Staatsidee:

»Doch unsterblich bleibt ihr Geschlecht, und Jahr über Jahre dauert des Hauses Bestand, und gezählt werden Ahnen auf Ahnen.« (Vergil, *Georgica* 208 f.)

Ordnung und Staatswesen der Biene sind für Vergil wegen ihrer Form (Königinnenstaat) ewig; ihn und dutzende Generationen nach ihm faszinierten die Stachellosigkeit des Königs. »Der König selbst hat keinen Stachel. Die Natur wollte nicht, daß er heftig sei und Rache heische, die teuer zu stehen kommt, und so entzog sie ihm die Waffe und ließ seinen Zorn wehrlos. Dies ist ein hervorragendes Beispiel für große Könige« [24; 547].

Vergil leitet für sich und für die Antike daraus die Monarchie als beste Staatsform ab. Das klingt im Zeitalter der parlamentarischen Demokratien obsolet. Bedenkt man den aber nahezu perfekten Rückkoppelungsmechanismus Arbeitsbiene – Königin, der, zugegeben, auf völlig anderer Ebene funktioniert als ein hochzivilisierter Industriestaat der Gegenwart, und sieht man die Schwierigkeiten, in denen sich die meisten Staaten (Kriege, Arbeitslosigkeit, wirtschaftliche Zusammenbrüche, Jugendkrawalle) befinden, dann erscheint einem Vergils Bienenstaat zwar als Utopie, aber als erstrebenswerte. Vergessen wir nicht: Hinter jeder Bienenkönigin steht die tragende Kraft des Volkes. Und Arbeitsbienen sorgen sehr schnell für Perfektion, wenn sie bemerken, daß die Eierlegeleistung der Königin nachläßt – dann kommen eben neue Königinnen, hinter denen sie herschwärmen. Nochmals: Obwohl sie Königin heißt, ist das einzige eierlegende Weibchen des Volkes doch nichts anderes als das Werkzeug seiner Untertanen.

## Der Zyklus der Arbeitsbiene

Die philosophische Frage nach dem, was zuerst war, bleibe hier ungestellt. Einsichtig für jedermann beginnt jedenfalls das Leben des Bienenindividuums mit dem Ei.

Vor der Eiablage überzeugt sich die Königin, daß die Zelle für das Ei geeignet ist, legt es in Sekundenschnelle ab und trippelt weiter zur nächsten Zelle.

Drei Tage lang bleibt das Ei unverändert. Am Ende des dritten Tages schlüpft die Bienenlarve. Die Larve ist das progressivste Entwicklungsstadium in einem Bienenleben: in nur sechs Tagen nimmt sie das Fünfhundertfache (!) an Gewicht zu. In diesen sechs Tagen hat sie praktisch die Größe der ausgewachsenen Biene erreicht.

Diese enorme Leistung läßt sich nur mit optimaler Nahrung erzielen. Schon wieder hat die Natur hier in wunderbarer Weise dafür gesorgt: in Gestalt des Futtersaftes, der in den Speicheldrüsen der Ammenbienen (siehe Abbildung) entsteht. Drei Tage lang bekommt die Larve diesen an Nährstoffen

*Der Zyklus der Arbeitsbiene* 25

(insbesondere niedrigmolekularen Proteinen) enorm reichen Futtersaft (die Larven, aus denen Königinnen werden sollen, bekommen ihn die ganze Zeit); am Ende des dritten Tages wird die Ernährung höchst radikal umgestellt. Von da an erhält die Arbeitsbiene nur noch Wabenpollen (sogenanntes Bienenbrot, auch schon Varro und Plinius unter »Erithace« bekannt) bis zum sechsten Tag.

Dann geht die Phase des Fressens und Wachsens in einen Zustand seltsamer Ruhe über. Die Larve spinnt sich zur Puppe ein; Arbeitsbienen verdeckeln ihre Zelle (der Imker spricht von »verdeckelter Brut« im Unterschied zur »offenen Brut« vorher). Nach zwölf Tagen streift sie ihr Puppendasein ab und schlüpft – die junge Biene ist da! 21 bis 24 Tage hat das seit der Eiablage gedauert.

»Eine frisch geschlüpfte Biene sieht so struppig aus wie ein gebadeter Vogel« berichtet Karl von Frisch. Die feinen Haare kleben zusammen, und so ist das erste, was das Neugeborene tut, sich zu putzen. Dann beginnt die Biene ihre

*Erste Phase: Zellenputzerin.* Sie reinigt die Zellen der eben geschlüpften Bienen (es muß nicht ihre eigene sein), damit Platz für neue Eier entsteht. »Im übrigen sitzen sie in den ersten Tagen viel untätig auf den Waben herum, und ihre einzige Leistung dabei scheint zu sein, daß sie sich, wenn es kalt wird, auf den Brutzellen zusammendrängen und so die Brut vor Abkühlung schützen« (Frisch). Überhaupt ist auch die Temperaturregelung im Bienenstock ein kleines Wunder. Sowohl zur Entwicklung der Brut als auch zur Eindickung des Honigs ist eine Temperatur von rund 35 Grad Celsius notwendig. Ist es kalt, drängen sich die Bienen auf den Brutwaben zusammen und wärmen sie mit ihren Körpern; wird es dagegen warm, fächeln sie mit ihren Flügeln den Waben Kühlung zu. Und in einer Art »Luftkette« treiben sie die zu warme Luft beim

Flugloch hinaus. Alles »das sind verhältnismäßig grobe Behelfe, die für sich allein die genaue Einstellung der Bruttemperatur unmöglich erklären können. Wie sie diese zuwege bringen, das gehört zu den vielen Rätseln, die das Bienenvolk noch birgt« [43; 33].

*Die zweite Phase: Pflegebiene.* Ab ihrem dritten Lebenstag ist die junge Biene zur Brutpflege eingeteilt. Sie beginnt bei den älteren Larven, die sie mit einem Gemisch aus Pollen und Honig (Wabenhonig) füttert.

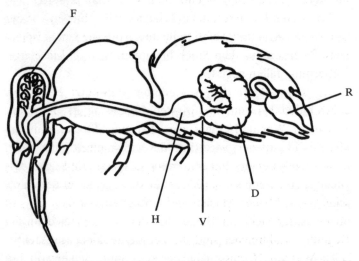

Querschnitt durch »Doktor Biene«: F Futtersaftdrüse, H Honigmagen, V Ventil zwischen Honigmagen und Verdauungsapparat (V), R Rektalblase.

*Die dritte Phase: Ammenbiene.* Ab ihrem sechsten Lebenstag ist die Futtersaftdrüse der Biene voll entwickelt. Diese »Muttermilch der Bienen«, der Futtersaft oder das Gelée royale, dient, wie beschrieben, dem besonders schnellen Wachstum der jungen Larve.

*Die vierte Phase: Stockbiene, Baubiene.* Am zehnten Lebens-

*Der Zyklus der Arbeitsbiene* 27

tag beginnen die Futtersaftdrüsen zu verkümmern, die Biene wagt auch schon erste Orientierungsflüge außerhalb des Stokkes. Sie bleibt aber noch hauptsächlich bei der Arbeit im Stock. Hier nimmt sie heimkehrenden Sammelbienen den Nektar ab, verteilt ihn an andere Bienen oder in Zellen, nimmt auch den Sammlerinnen den Pollen ab, verteilt diesen und stampft ihn in den Zellen fest. In diesem Alter stehen auch die Baubienen, die an der Unterseite ihrer Körper aus den Wachsdrüsen das Wachs ausschwitzen und es zu Waben formen. Die gibt es aber im Stock nur zu bestimmten Zeiten, den »Bauphasen«.

Zur vierten Phase rechnet man auch die Putzbienen, die den Stock von Unrat und Abfall freihalten. Tote Bienen, beispielsweise, werden aus dem Stock hinausgetragen und in einiger Entfernung fallen gelassen.

*Die fünfte Phase* dauert wiederum nur kurz: Etwa vom achtzehnten bis zum zwanzigsten Lebenstag ist die Biene *Wächterin.* Wer aus Neugier zu nahe an einen Stock tritt und als »fremd« identifiziert wird (und das wird nahezu jeder außer dem »zugelassenen« Imker), erlebt schmerzhafte Stiche. Die Biene stirbt, wenn sie ein Säugetier sticht, denn in der elastischen Haut bleiben Stachel und Giftapparat hängen. Das ist aber aus der Sicht der Biene eher der Ausnahme- denn der Regelfall. Zahlreicher sind die Feinde aus dem Insektenbereich: Wespen, Hornissen und der sogenannte Bienenwolf. Für alle diese Tiere (auch für die eigene Art!) ist das Bienengift tödlich. Aus den Weichteilen zwischen den Chitin-Panzerringen kann die Biene ihren Stachel unversehrt hervorziehen. Bald ist die Giftblase neu gefüllt, und sie kann weiter ihren Dienst als Wächterin versehen.

*Die sechste und letzte Phase* des Bienenlebens ist die, die wir Menschen am ehesten kennen (und schätzen) : *Sammlerin.* Die Biene fliegt zu Blüten aus, um Nektar und Pollen, und sie fliegt zu Bäumen, um Honigtau (Nebenprodukt bestimmter Läuse) oder Propolis zu sammeln. Forscher haben festgestellt, daß die meisten Bienen »blumenstet« sind, das heißt, sie bleiben, soweit sie können und es die Jahreszeit zuläßt, einer bestimmten Pflanze treu. Das ist ökologisch von hohem Wert, denn so wird sichergestellt, daß eine Spezies nahezu durchgehend befruchtet wird. Die Narzisse beispielsweise hätte ja nichts von Vergißmeinnicht-Pollen.

Wie nun die Bienen Informationen über die zu befliegenden Pflanzen bekommen und weitergeben, interessiert hier nur am Rande. Karl von Frisch hat für die Aufklärung dieser Geheimnisse verdienterweise den Nobelpreis bekommen. Begnügen wir uns hier mit der Feststellung, daß Bienen etwa im Umkreis von bis zu zehn Kilometer rings um ihren Stock »Tracht« einbringen und ihren Kolleginnen durch die Form ihres Tanzes genau die Richtung der ergiebigsten Trachtquelle anzugeben imstande sind. Welche Blüten anzufliegen sind, sagt den Bienen einfach der Duft, den die Sammlerin mitgebracht hat. Dies benützen Imker, um passive Immen zu aktivieren. Wenn es Spätsommer wird und die Bienen in ihrer Sammeltätigkeit nachlassen, aber noch genügend Tracht, etwa von spät blühenden Disteln, einzuholen wäre, stellt der Imker einfach ein Schälchen Zuckerwasser, in das er mehrere Stunden lang eine Distelblüte gelegt hat, in den Bienenstock. Zuckerwasser signalisiert »reiche Tracht«, und der Duft gibt die Blüte an, die es zu besuchen gilt.

Sommersammelbienen, von denen es pro Stock bis zu 80 000 geben kann, werden selten älter als fünf Wochen. Nicht wenige kommen auf ihren Sammelflügen um, auf denen sie vielen Gefahren ausgesetzt sind.

Wenn es Herbst wird, stellt die Königin das Eierlegen ein. Die im August und September geschlüpften Tiere nennt der

*Der Zyklus der Arbeitsbiene* 29

Imker »Winterbienen«. Nur mehrere Tausend an Zahl, sind sie doch widerstandsfähiger als die »Sommerbienen«. Mit ihnen geht der Bienenstaat in die Winterruhe.

Obwohl winters die Aktivitäten im Bienenstock stark reduziert sind, geht das Leben weiter. Da wir Menschen den Bienen ihren Wintervorrat, den Honig, weggenommen haben, müssen wir ihnen Futter geben, damit sie ihre Lebensfunktionen aufrechterhalten können: Zucker, in Wasser gelöst. Gelegentlich wird auch Kräutertee zusätzlich gegeben. Das Flugloch bleibt auch bei der ärgsten Kälte geöffnet. Damit es nicht zieht, verkitten die Bienen Ritzen und andere Löcher mit dem selbstgewonnen Harz, der Propolis. Die Tiere hängen im Stock in der sogenannten Wintertraube – einander wärmend und auch bei äußeren Extrembedingungen im Stockinneren eine Temperatur zwischen 20 und 25 Grad Celsius haltend.

Gelegentlich, insbesondere jedoch wenn die Sonne scheint, kommen einige »Spurbienen« aus dem Flugloch, tänzeln auf und ab oder drehen einige Runden um den Stock.

Im Frühling, wenn die ersten Blumen blühen, beginnt die selbstverantwortliche Tätigkeit des Bienenstaates von neuem.

# Eine Himmelsmedizin:
# Kleine Geschichte des Honigs

> Iß, mein Sohn, Honig, denn er ist gut, und Honig-
> seim ist süß in deinem Halse.
>
> *Sprüche Salomonis,* 24, 13

Die Kulturgeschichte des Honigs hat mehr denn die der Bienen
Schriftsteller inspiriert.

Klar: Honig ist allemal ein nützliches Produkt. Das muß
schon unseren wildbeutenden Vorfahren der Australopithe-
cus- und Homo-erectus-Rassen klar gewesen sein. Beweisen
läßt sich das nur indirekt, zum Beispiel daraus, daß bestimmte
Tiere, wie etwa Bären, notorische Honigbeuter sind – und
jeder einigermaßen naturverbundene Mensch durch einfache
Beobachtung dies von den Bären lernen kann. In unserer Zeit
der Hochzivilisation sind wildlebende Bären gewiß ebenso rar
wie gute menschliche Beobachter; aber in einem früheren
Kapitel ist unter »Schamanen« einiges zu diesem Thema dargelegt worden. Es steht außer Zweifel, daß der Urmensch den
Bären an Geschicklichkeit um nichts unterlegen gewesen sein
muß.

Die bereits zur Homo-sapiens-Rasse zählenden Cro-
Magnon-Menschen haben uns die ersten bildlichen Doku-
mente darüber hinterlassen. Die berühmtesten finden sich in
der Höhle von Araña in Bicorp in der spanischen Provinz
Valencia. Man nimmt an, daß sie vor 16000 Jahren entstanden
sind.

Ein Mädchen beim Sammeln von Honigwaben aus einer Höhle. Steinzeitliche Felszeichnung aus der Araña-Höhle in Bicorp, Valencia, Spanien.

*Eine Himmelsmedizin: Kleine Geschichte des Honigs* 33

Eine dieser Zeichnungen zeigt ein Mädchen, das, von Bienen umschwirrt, Honigwaben aus einer Höhle holt. Ob es sich um eine Felshöhle handelt und die Frau an einer Strickleiter hängt oder ob die senkrechten Streifen einen Baum symbolisieren, darüber gehen die Meinungen der Experten auseinander. Ich finde: Details sind weniger wichtig. Die Zeichnung ist in ihrer Abstraktion (eine erstaunliche Leistung des Steinzeitmenschen!) derart eindrucksvoll, daß es auf solche Interpretationsfragen nicht ankommt. Fachleute (Imker, Telegraphenarbeiter, Alpinisten) beurteilen die dargestellte technische Aufgabe als »schwierig«. Indianer hingegen nicken beifällig: »Jaja, das machen wir auch so.« Noch heute sind an verschiedenen Stellen des Erdballs, zum Beispiel in Südamerika, in Indien, in Korea, China und in Sibirien ähnliche Techniken in Gebrauch. Man arbeitet mit Sisal- oder Hanfseilen, zum Teil mit Strickleitern, um an die begehrten Waben heranzukommen.

Der Mensch der Vorzeit hat sicherlich nicht nur den Honig, sondern zumeist die ganzen Waben genossen. Eier und Larven darin werden ihn kaum gestört haben. Wahrscheinlich war diese Zukost nur erwünscht: Eiweiß aufzutreiben war damals härteste Arbeit (Jagd) – im Gegensatz zu unserer Zeit, wo der Eiweißüberschuß eines der Hauptprobleme der Volksgesundheit ist.

Bei den Indianern Nord- und Südamerikas, bei den Eingeborenen Neuseelands und in zahlreichen andern Gebieten ist Honig auch heute noch eine hochgeschätzte, zum Teil kultisch verehrte Speise, was sicherlich mit ihrer relativen Seltenheit zusammenhängt. In vielen Fällen ist die erste Speise, die das Neugeborene bekommt, Honig; Eltern und andere Stammesangehörige verzichten unter Umständen auch längere Zeit hindurch auf die ihnen zustehende Honigration, damit der Säugling hiervon genug erhält. Wer die verdauungsfördernde

34      *Eine Himmelsmedizin: Kleine Geschichte des Honigs*

und bakterizide Wirkung des Honigs kennt (die moderne Chemie hat das zweifelsfrei nachgewiesen), wundert sich, daß vermeintlich primitive Indios oder Buschmänner das so genau wissen.

## Honig in der Antike

Ein kurzer Streifzug durch die Lebensweise der Völker der Antike zeigt, daß dieses Bienenprodukt nicht nur als Nahrungs- und Genußmittel (hier in der vergorenen Form als Met), sondern auch als Heilmittel verwendet wurde. Die moderne Pharmakologie hat sich solchen Befunden gegenüber eine geringschätzige Haltung angewöhnt: »Nun, viel anderes gab es damals nicht. Also mußte man eben probieren ... So kam man auf Honig und Lehm, zum Beispiel für Umschläge.« Seltsam ist freilich, daß manche Wunden unter der Einwirkung komplexer antibakterieller Streupuder nicht richtig zuheilen wollen, dies in der Regel bei Honig- und Propolisauflagen jedoch sehr schnell geschieht.

Die Sumerer, beispielsweise, die uns reichhaltige schriftliche Aufzeichnungen hinterlassen haben, kannten die Heilwirkung des Honigs schon erstaunlich genau. Ein Täfelchen in Keilschrift überliefert ein paar solcher Rezepte mit Honig. Bemerkenswert: Die Indikationen, so würden wir heute sagen, stehen nicht dabei. Die muß – anders ist das nicht erklärbar – jeder Arzt in Nippur gewußt haben.

Ganz sicher haben die Hethiter (eines der ersten indogermanischen Völker), die um 2000 v. Chr. im Gebiet der heutigen Türkei und Syriens siedelten, Bienenzucht betrieben. Ihre erstaunlich hintergründige Sprache hat die wichtigsten einschlägigen Worte kreiert (wie sie ausgesprochen werden, ist,

*Honig in der Antike* 35

mangels Tondokumente aus dieser Zeit, verständlicherweise unsicher): *Melit* für Honig, *medhu* für Met und vermutlich *bhi* für Biene. Ein Blick in mehrere etymologische Wörterbücher zeigt, daß nicht nur im indogermanischen Sprachraum, sondern auch außerhalb diese Wurzeln verbreitet sind – sie sind also nahezu weltweit.

Sanskrit *mádhu* heißt nicht nur Honig, sondern ist auch der Name des ersten Frühlingsmonats; davon abgeleitet sind *madhuka* und *madhupá* für Biene, die auch *bhrṅga* heißt. Honig ist griechisch *meli* und damit eng verwandt mit *melissa*, Biene. Kluges etymologisches Wörterbuch der deutschen Sprache nennt *hona(n)g* als althochdeutsche Form für Honig, wobei die Kombination *ng* immer nasaliert wurde. Philologischer Scharfsinn hat erkennen lassen, daß diese Bezeichnung von der gelben Farbe herrührt: »Altniederfränkisch *honog*... schwedisch *honung*... führen auf germanisch *huna(n)ga* aus indogermanisch *kenako*, ›goldfarbig‹, ›honig-goldgelb‹. Urverwandt sind altindisch *kañcana*, ›Gold‹, und griechisch *knēkós*, ›gelblich‹...« [76; 315].

Die vergorene Form des Honigs, »das älteste unserer geistigen Getränke«, der Met, muß ebenso wie die Biene in der ganzen antiken Welt verbreitet gewesen sein. Althochdeutsch *metu*, altfriesisch *mede*, germanisch *medus* (ein Wort – höchst seltener Fall! –, das als deutsches Lehnwort ins Hochlatein der römischen Kaiserzeit übergeht), altfranzösisch *mietz*, awestisch *madu*, altkornisch *medu*, bretonisch *mez*, altkymrisch *med*, altslawisch *medu* legen Zeugnis von der Internationalität dieser alkoholischen Variante des Honigs ab.

Ägypten kannte Bienenzucht und Honig, wie sich aus hieroglyphischen Darstellungen ergibt. Der bekannte medizinische Papyrus Smith erwähnt Honig als Wundheilmittel. Königin Hatschepsut führte eine Biene in ihrem Wappen. Man fand

Töpfe mit Honig, luftdicht verschlossen, als Beigaben in Pharaonengräbern. Tausende von Jahren nach seiner »Konservierung« war dieser Honig noch genießbar. Kostbar war er damals: ein Topf voll entsprach dem Wert eines Ochsen oder Esels.

Zahlreich sind die Stellen im Alten und Neuen Testament, die sich auf den Honig beziehen. *D.baš* hebräisch für Honig hat keine Entsprechung im Indogermanischen, nur der Name Debora *(D.borah)*, zu deutsch Biene, ist uns allenfalls geläufig. Salomos eingangs zitierte Weisung, Honig zu essen, steht erratisch zwischen der Aufforderung, die zu erretten, so man töten will, und dem Hortativ: »Also lerne die Weisheit für deine Seele ... Laure nicht als ein Gottloser auf das Haus des Gerechten ...« (Sprüche 24, 11–15). Vor einem Zuviel warnt Spruch 25, 16: »Findst du Honig, so iß sein, soviel dir genug ist, daß du nicht zu satt werdest und speiest ihn aus.« Daraus und aus Jesaia 7,15 (»Butter und Honig wird er essen, wann er weiß, Böses zu verwerfen und Gutes zu erwählen«) abzuleiten, die alten Hebräer hätten Bienenzucht betrieben, ist kühn – aber auch nicht widerlegbar. Im Neuen Testament wird von Johannes dem Täufer gesagt, seine Speise sei »Heuschrecken und wilder Honig« (Matthäus 3, 4) – wahrscheinlich um solchen frei zusammengetragenen, also »wilden« Honig vom »gezüchteten« der domestizierten Bienenvölker zu unterscheiden, wie dies in der Literatur durchgehend zu finden ist.

Mir ist diese Stelle indes wegen eines ganz anderen Aspekts wichtig. Hemmungslose Honig-Propagandisten behaupteten nämlich vor noch nicht allzulanger Zeit, daß, wer ausschließlich Honig esse, sich solchermaßen vollkommen ernähren könne, es ihm mithin an nichts mangle. Das ist natürlich einseitig und falsch. Zwei sehr wichtige Bestandteile fehlen nämlich dem Honig: Eiweiß und Vitamin C. In Zeiten des

Eiweißüberschusses kann man Proteine sicherlich eine Zeit-
lang von seinem Speisezettel streichen, wie Ärzte in Selbstver-
suchen festgestellt haben; es passiert nichts dem Körper
Abträgliches. Eine reine Honigdiät mehrere Wochen hindurch
dürfte uns, die wir an überreichlich Eiweiß gewöhnt sind, nur
guttun, vorausgesetzt, daß Vitamin C zugeführt wird. Die
»Johannes-Diät« enthält freilich alles und beweist, daß man
sowohl Kohlehydrate, Spurenelemente und Vitamine (Honig)
als auch Eiweiß (Heuschrecken) zum Leben braucht. Johannes
aß mithin zwar eine Reduktions-, aber keine Mangelkost.
Offensichtlich hat er mit den Heuschrecken genügend Pflan-
zenreste zu sich genommen, um nicht an Avitaminose (Skorbut) zu erkranken.

## Griechenland und Rom

Die griechische Medizin ist die Ahnherrin der unsrigen, mit
dem einzigen Unterschied: Die griechischen und byzantini-
schen Ärzte fühlten sich zwar auch als Naturbeobachter und
Naturwissenschaftler (so wie die heutigen), sahen sich aber
immerdar den Kräften der Natur und der Götter verbunden. In
diesem Sinne war das medizinische Verständnis auch Hippokrates schamanistisch, und seine Behandlungen und Heilmittel
zu verstehen, ist ohne diesen Aspekt wohl nicht möglich.

Hippokrates setzte Honig gleich seinen anderen Hauptheil-
mitteln Wasser und Luft als eine Art Panazee ein. Bei allen
Verletzungen, Geschwüren oder eiternden Wunden verordneten er und seine Schüler Honig. Honig ist Bestandteil vieler
Zug- und Heilsalben in Athen, Korinth und Sparta. Hippokrates war auch der Ansicht, daß bei Fieber Honig das Blut kühle
und verdünne, und er verabreichte ihn oft mit Wasser oder mit

Essig (Sauerhonig) verdünnt. Honigwasser war ein beliebtes Erfrischungsgetränk, und Met war weithin geschätzt, sehr oft in Zusammenhang mit kultischen Handlungen. Honigkuchen gab es als Preise bei den häufigen Wettkämpfen; Honigopfer an verschiedene Götter (Selene, Demeter, Artemis) sind bezeugt.

Seltsam: Aller Gelehrsamkeit zum Trotz wußte die Antike nicht, woher Honig eigentlich stammt. Dem großen Aristoteles, von dem die Scholaren zweier Jahrtausende abgeschrieben haben, war zwar bekannt, daß die Bienen Honig sammeln; er glaubte aber, er fiele vom Himmel auf die Blüten. Immerhin kannte er den Thymianhonig vom Berg Hymettos und wußte ihn (er galt in der Antike als der kostbarste) anzuwenden.

Theophrast (372–287 v. Chr.) von Eresos auf Lesbos, Schüler des Platon und des Aristoteles und Verfasser der *Ethischen Charaktere,* hat, so wissen wir aus zeitgenössischen Zeugnissen, die erste Honig-Monographie der Geschichte geschrieben. Nur ein winziges Bruchstück ist auf uns gekommen.

In Rom propagierte im ersten vorchristlichen Jahrhundert ein Arzt, dessen Name Asklepiades ihn als Schüler der hippokratischen Schule von Kos (die ihre Heiltradition auf den Gott der Heilkunde, Asklepios, zurückführten) ausweist, den Honig als eine Art Psychopharmakon gegen Depressionen und Melancholie und als Geriatrikum.

Ungefähr zur gleichen Zeit bemächtigt sich die Wissenschaft der Bienen: Marcus Terentius Varro (»Varro Reatinus«, 116–27 v. Chr.) widmet einen beachtlichen Teil seiner *Rerum Rusticarum* der Bienenzucht. Varros historische Funktion: Seit seiner Darlegung gehören Landbau und Bienenzucht zusammen. Von Vergils *Georgica* und ihrem Bienenstaat war schon die Rede. Selbstverständlich nimmt bei Plinius dem Älteren Honig einen breiten Raum ein. Er folgt in seiner Systematik den Hippokratikern und nennt den zu bestimmter Stunde

*Griechenland und Rom* 39

gesammelten Honig »Himmelsmedizin für Augen, Geschwüre und Eingeweide«, immer in Anlehnung an das aristotelische Vorurteil, Honig falle vom Himmel – ein Analogon zu der Mär, Bienen und Wespen entstünden aus faulendem Pferdefleisch.

Roms Ärzte und Philosophen (die Grenze war damals zum Glück für die Behandelten noch nicht genau zu ziehen) waren überzeugt, daß Honig stark entgiftende Wirkung habe, mitunter sogar als Gegengift (*antidosis*) zu verwenden sei, zum Beispiel bei Vergiftung durch zuviel Opium. Das wurde glänzend durch genaue physiologische Arbeiten von Büdingen, Schwab, Pfeiler und anderen im zwanzigsten Jahrhundert bewiesen. »Heute weiß man, daß die Leber ihren Entgiftungsprozeß ordnungsgemäß nur durchführen kann, wenn ihr genügend Traubenzucker zur Verfügung steht« [55; 70]. Und Traubenzucker ist in Honig zu rund 32 Prozent enthalten.

Gelächelt hat man auch darüber, daß Roms und Griechenlands Ärzte (auch die ägyptischen taten das, aber die wurden noch weniger für voll genommen) Honig gegen Augenleiden verordneten. Die subtile bakteriostatische Wirkung durch das in Spuren im Honig enthaltene Wasserstoffperoxid ist erst seit wenigen Jahren wissenschaftlich belegt. Andere Stoffe wirken regelnd auf das Augenmilieu, und sicherlich gibt es auch positive Einflüsse über die von Enderlein* untersuchten Endobionten der Augenzentralvene bei Einnahme des Honigs per os (durch den Mund). Wahrscheinlich ist es grauer oder grüner Star, was Dioskorides unter »Dunkelheit der Augen« versteht, die man mit Honig beheben könne. Im übrigen verschrieb dieser aus Kleinasien stammende und in Rom wirkende Arzt

* Über die Wirkung von Mikroorganismen im menschlichen Organismus muß auf die einschlägige Literatur verwiesen werden [110, 111]. Das Institut für Symbioselenkung, A-5081 Anif 70, stellt auf Wunsch Literatur zur Verfügung.

Honig zur Stärkung, gegen Vergiftungen und lokal und intern gegen Hundebisse.

Klaudios Galenos (131–200 n. Chr.), ebenfalls ein Arzt aus Kleinasien (Pergamon) schätzte Honig als Kräftigungsmittel, Potenzmittel und Geriatrikum. Neben dem Rauch von Huflattich (Tussilago farfara) verwendete er bei Erkrankungen der Bronchien und der Lungen Honig – ebenso wie den Huflattich in Form von Inhalationen. Und er hatte damit Erfolge auch bei Krankheitsbildern, die sich im Lichte der Erkenntnisse des neunzehnten und zwanzigsten Jahrhunderts eher wie Lungentuberkulose ausnehmen.

Nicht nur bei Ibn Sina (Avicenna), sondern in der gesamten arabischen Medizin hat Honig einen hohen Stellenwert. Ibn Sina und Mesue folgen besonders Ovids *Ars amandi;* und vom Ruhm, ein Potenzmittel zu sein, hatte der Honig auch im vierzehnten Jahrhundert noch nichts eingebüßt, als der arabische Weltreisende Ibn Battuta schrieb [zitiert nach 78; 91 f.]:

»Zehn Tage, nachdem wir uns in Calicut eingeschifft hatten, erreichten wir glücklich die Insel Dibat-el-Halal. Sie liegt inmitten zahlreicher anderer Eilande, und alle sind von braven Moslems bewohnt. Aus Honig und Kokosmilch bereiten sie eine Art Met, der ihnen im Verein mit gewissen Fischen, die sie hauptsächlich genießen, eine einzigartige, bei anderen Völkern nicht anzutreffende Manneskraft verleiht. Die Einwohner dieser Insel vermögen bei ihren Ehefrauen Erstaunliches, aber auch ich, ein Fremdling, wurde dieser Kräfte teilhaftig. Ich hatte, solange ich auf diesen Inseln weilte, vier rechtmäßige Frauen und war täglich für jede von ihnen bereit, besuchte jedoch überdies noch jene meiner Konkubinen, die gerade an der Reihe war, – und das achtzehn Monate lang.«

## Das Land, in dem Milch und Honig fließen

Bevor es kahlgeholzt, wurde war Palästina (so wie der Libanon) wohl wirklich ein Land, in dem Milch und Honig flossen. Bienen hausten in hohlen Bäumen und in Felshöhlen, und die, die Gott liebte, ließ er »Honig aus dem Felsen saugen« (5. Moses 32, 13). Mystische Bedeutung wird der »Himmelsspeise« bei Lukas (24, 42f.) unterlegt: Der auferstandene Christus tritt unter seine Jünger, und da sie ihm nicht glauben (». . . sie meineten, sie sähen seinen Geist«), verlangt er: »Habt ihr etwas zu essen? Und sie legten ihm vor ein Stück von gebratenem Fisch und Honigseim. Und er nahm's, und aß vor ihnen.«

Damit ist Wabenhonig gemeint. Wer sich an Luthers »Seim« (»dickflüssiger Honig, wie er aus der Wabe fließt«, sagt Kluge [76; 700], aber auch »fadenziehende Masse« und »Bedeutungsübertragung Wabe von Honig«) stößt, sei ans Original verwiesen: *Kai apo melissiou kerion* ( . . . und Waben von den Bienen). *Kerion* ist gleich Wachskuchen der Biene, Wabe, Honigwabe. Noch heute wird der Wabenhonig als höchst kostbar geschätzt; man ißt ihn mit dem Wachs.

So wird neben dem griechischen *Ichthys* (Fisch)\*, dem Anagramm für Christos, der Honig zu einem Teil des frühchristlichen Mysteriums. Die Biene, deren Parthenogenese damals noch niemand rational kannte, stand bereits im frühen Christentum in hohem Ansehen. Edmund Herold, Pfarrer und Imker, berichtet: »Nach einer frühchristlichen Legende erhielt die Biene beim Auszug aus dem Paradies einen besonderen Segen. Sie galt als ›Magd des Herrn‹ wie Maria, ihr Wachs als ›jungfräuliches Erzeugnis‹, als Symbol des Leibes Christi.

---

\* Die Anfangsbuchstaben »Iesous CHristos THeou Yios Soter – ICHTHYS« ergeben: Jesus Christus, Gottes Sohn, Erlöser.

Darauf soll der Gebrauch der Wachskerzen beim Gottesdienst zurückgehen. Einmal sollen Bienen auf Befehl des ägyptischen Eremiten Antonius (3. Jh.) eine Monstranz aus Wachs um eine geweihte Hostie gebaut haben. Später übertrug man diese Legende auf den heiligen Antonius von Padua. Weil man die Biene selbst als jungfräulich geboren betrachtete, brachte man sie gerne in Beziehung zu Christus, Maria und heiligen Jungfrauen (Agnes, Radegundis, ätherische Biene, reinste Biene usw.). Das Lob der Biene fand auch Eingang in das Jubellied des Diakons am Karsamstag, das sogenannte ›Exultet‹. Von dem recht ausführlichen früheren Text, der auf Augustinus oder Ambrosius zurückgehen soll, blieb im heutigen Text nur noch eine kurze Erwähnung übrig. Den früheren langen Lobpreis hatte schon der heilige Hieronymus (384) als zu weltlich oder gar heidnisch empfunden. Aber ganz hat sich die Sympathie für die Biene in der Liturgie doch nicht unterdrücken lassen« [55; 28].

Die urdeutsche Form der Bienennutzung ist die Zeidlerei. In Wäldern wild lebende Bienen wurden von den Zeidlern regelmäßig besucht. Man erntete ihren Honig, beließ aber meist dem Volk soviel, daß es durch den Winter kam. Mit ihren Zeichen markierten die Zeidler von ihnen gefundene und genutzte Bienenbäume, und bei Todesstrafe durfte sich kein anderer daran vergreifen. Eigene Zeidler-Gesetze sorgten dafür, daß »Bienenrecht« Recht blieb. Zentren waren um das Jahr 1000 etwa Nürnberg und Regensburg. Noch heute sind Honigkuchen (Pfefferkuchen) Spezialität vieler Städte – sie gehen auf diese Gebiete der Zeidlerei und mitunter auf besondere Privilegien zurück.

Auch die Germanen glaubten, daß der Honig vom Himmel fiele – als Tau der Weltesche Yggdrasil.

In den Klöstern des Mittelalters spielte Honig eine wichtige

*Das Land, in dem Milch und Honig fließen* 43

Rolle, wenn auch nicht übersehen werden darf, daß die Haltung der Bienen als »Haustiere« von den Römern und nicht von den Germanen übernommen wurde. Nicht nur Zeidler mußten Honig als Zehnten abgeben (ein Brauch, der schon in Ägypten üblich war), sondern auch Bauern und Bauernimker (wir würden sie heute Nebenerwerbsimker nennen). In der berühmten Landgüterverordnung bestimmt Karl der Große um 800, daß jedes Landgut einen Imker und einen Metbrauer haben müsse; der Bedarf des kaiserlichen Hofes an Honig, Wachs und Met war riesengroß.

Selbstredend nimmt Honig auch bei der heiligen Hildegard von Bingen (1098–1179) bzw. in ihrer Medizin einen wichtigen Platz ein. Das »Et homo, qui pinguis est et crassas carnes habet, si mel saepe comederit, tabem in eo parat« (Migne 1197 D) ist einer der bei Hildegard seltenen Fälle von Negativempfehlung: »Der Mensch, der fett ist und dicke Fleischmassen hat, wird sich, wenn er häufig Honig ißt, die Verwesung anfressen« (man verzeihe mir die etwas freie Übersetzung). Honig ist indes unverwechselbarer Bestandteil zahlreicher Hildegard-Heilmittel, zum Beispiel des Kastanienhonigs und des Herzweins (Rezepte im Anhang).

# Honig – ein bißchen (Bio-)Chemie

Für die Biene ist Honig der Lebensinhalt (zumindest der ihrer letzten Lebensperiode), für ein Kind eine angenehme Schlekkerei. Für den Imker bedeutet er Broterwerb (unter sorgfältiger Beachtung des deutschen – bzw. Schweizer oder österreichischen Honiggesetzes), für den Bären angenehme Beute, für den Chemiker ein (verunreinigtes) Gemisch mehrerer Zuckerarten und Wasser.

Um Ordnung zu schaffen und die Übersicht zu halten, wollen wir einmal die Herkunft des Honigs unterscheiden.

1. Eine Hauptquelle ist der Nektar blühender Pflanzen (Phloem-Saft). Aus Nektar werden Blütenhonige.
2. Die zweite Quelle ist der Honigtau. Bestimmte Insekten, wie sie ctwa von Ameisen als »Haustiere« gehalten werden (Blattläuse gehören dazu und Schnabelkerfen), stechen das saftführende Pflanzengewebe (Phloem) an und saugen den Saft aus. Das geschieht in so überreichem Maße, daß ein großer Teil dieses süßen Saftes wieder ausgeschieden wird. Diese zuckerreiche Flüssigkeit tropft als Honigtau von Blättern und Zweigen verschiedener Laub- und Nadelbäume. Die anfallenden Mengen können von den Ameisen meist nicht verarbeitet werden – so bleibt noch genug für die Bienen. Aus Honigtau werden Waldhonige (80 Prozent der österreichischen Honige sind Honigtauhonige).

Die Biene sammelt den Saft in ihrem Honigmagen (siehe Zeichnung auf Seite 26). Beim Passieren des Schlundes tritt Speichel aus den Speicheldrüsen im Kopf hinzu. Was die Biene für ihren eigenen Organismus braucht, wird durch ein Ventil in

46                                    *Honig – ein bißchen (Bio-)Chemie*

den Verdauungsapparat gelassen. Oft ist das pro Sammelflug nichts, meist nur sehr wenig.

In mühevoller Kleinarbeit haben Forscher bestimmt, wann die Biene wieviel Nektar von welcher Pflanze einbringt [64]. Die Biene kann fast soviel Nektar transportieren wie ihr eigenes Körpergewicht ausmacht. Die Honigblasenkapazität beträgt zwischen 30 und 70 Mikroliter (Volumen) bzw. 30 bis 80 Milligramm (Gewicht). Das Gewicht hängt von der Zuckerkonzentration des Nektars ab. Gelegentlich fliegen Bienen in die Irre und kommen ohne Tracht heim. Für solche Zwecke zehren sie von einer Art »eiserner Nektarration« in ihrem Honigmagen.

Der Honig entsteht durch Eindickung des Nektars und Zusatz von Fermenten aus dem Bienenorganismus. Die Biene liefert den Nektar ihres Sammelfluges ab; der Vorgang ist eindeutig Erbrechen (von manchen Forschern auch als »Herauswürgen« beschrieben). Stockbienen nehmen den Nektar auf, versetzen ihn dabei mit ihren Fermenten und lagern ihn in den Waben. Der Nektar, dessen Wasseranteil ursprünglich 80 Prozent betrug, verliert durch dieses wiederholte Umlagern und Weiterverdauen Wasser. Reiner Honig enthält nur noch zwischen 18 und 20 Prozent Wasser.

Honig ist mithin eingedickter und fermentierter Nektar oder Honigtau. In der Diktion der deutschen Honigverordnung (Reichsgesetzblatt vom 21. März 1930 ist definiert: »§ 1 (1) Honig ist der süße Stoff, den die Bienen erzeugen, indem sie Nektariensäfte oder auch andere, an lebenden Pflanzenteilen sich vorfindende süße Säfte aufnehmen, durch körpereigene Stoffe bereichern, in ihrem Körper verändern, in Waben aufspeichern und dort reifen lassen.«

Am Rande sei vermerkt, daß es eine friedliche, aber tiefgreifende erkenntnistheoretische Auseinandersetzung über die

*Honig – ein bißchen (Bio-)Chemie* 47

Frage gibt, ob Honig als Erzeugnis der Biene oder der Pflanze zu gelten habe. Setzt man »Erzeugnis« mit »Produkt« gleich, wird man unschwer erkennen, daß Autor und Verlag »Doktor Biene« das Hauptverdienst anrechnen und damit der deutschen Honigverordnung folgen. Karl von Frischs geistreicher Einwand dagegen lautet, daß die wesentlichste Substanz des Honigs, der Zucker, ja ein Erzeugnis der Pflanzen sei:

»Viele Bienenkundige und Imker betrachten den Honig als ein Erzeugnis der Bienen und werden sehr ungehalten, wenn man sagt, daß er im wesentlichen nur das Ergebnis ihrer Sammeltätigkeit an den Blüten ist. Tatsächlich wird ja der Blütennektar von den Bienen nicht nur eingedickt; der Zucker wird von ihnen teilweise chemisch verändert, in eine leichter verdauliche Form überführt, und zwar in gleicher Weise wie in unserem Darm, so daß diesem die Verdauungsarbeit vorweg abgenommen wird. Manche glauben, daß der Honig überdies durch Spuren von Stoffen, die ihm aus dem Körper der Bienen beigefügt werden, als Nahrungsmittel an Wert gewinne. Doch der Hauptbestandteil des Honigs, der Zucker, der ihn zum gehaltvollen Nährstoff macht, und der überwiegende Teil jener kleinen Beimengungen, welchen er sein feines Aroma und seinen Ruf als begehrtes Genußmittel verdankt, stammt zweifellos aus den Blüten. Wir wollen stets daran denken, daß keines Menschen Geduld ausreichen könnte, jene köstlichen, aber winzigen Nektartröpfchen aus den Blumen zu sammeln, daß es also ohne Bienen auch keinen Honig für uns gäbe. Aber wir tun der Ehre der Imker, der Bienen und des Honigs keinen Abbruch, wenn wir uns klarmachen, daß die Blüten seine eigentlichen Erzeuger sind.« [43; 16].

Die Auffassung, daß Nektar ein Pflanzen-, Honig jedoch ein Bienenprodukt ist (seine Existenz wäre ohne die Kombination Nektar und Biene nicht möglich), hat sich seither durchgesetzt.

## Analyse des Honigs

Nun ist es Zeit für eine chemische Analyse des Honigs. Sein Hauptbestandteil ist der Invertzucker, ein Gemisch aus dem rechtsdrehenden Traubenzucker (auch Glucose oder Dextrose) und dem linksdrehenden Fruchtzucker (Fructose oder Laevulose).

»Rechtsdrehend« bedeutet, daß eine wäßrige Traubenzuckerlösung die Schwingungsebene eines polarisierten Lichtstrahls nach rechts (dexter = rechts) dreht. Fructose dreht nach links (laevus = links). Der Hauptbestandteil des Nektars, die Saccharose (Rohrzucker, Rübenzucker), dreht nach rechts, der Invertzucker, obwohl er ein Gemisch gleicher Teile Dextrose und Laevulose ist, nach links (daher der Name: inversio = Umkehr). Dieses Phänomen konnte dadurch geklärt werden, daß Fruchtzucker stärker nach links dreht als Traubenzucker nach rechts:

| Zucker | Saccharose | Hydrolyse | D-Glucose + D-Fructose |
|---|---|---|---|
| Drehwinkel | + 66,5 | $\longrightarrow$ | + 52 — 92 |

$$- 20$$

Die Entdeckung des Naturphänomens der optischen Aktivität durch Louis Pasteur und die Aufklärung der chemischen Struktur vieler Zucker durch Emil Fischer hat den Blick in eine zuvor unbekannte Welt geöffnet. Man darf nie vergessen, daß die Hauptschöpferin unserer optisch aktiven Nahrungsmittel die Biene ist – beziehungsweise ihr Ferment Invertase, das die Spaltung (Hydrolyse) des Rohrzuckers in die leichtverdaulichen »Hexosen« (Zucker, die sechs Kohlenstoffatome enthalten) Glucose und Fructose bewirkt.

*Analyse des Honigs*

Optische Aktivität (also Drehung der Schwingungsebene polarisierten Lichtes nach rechts oder links) gehört wesensmäßig zum Leben – das weiß man seit Pasteur und Fischer. Stereochemische Untersuchungen haben ergeben, daß das Prinzip der optischen Aktivität auf der Asymmetrie von Molekülen beruht. Eine organische Verbindung ist dann optisch aktiv, wenn sie mindestens ein asymmetrisches Kohlenstoffatom besitzt, das heißt, wenn dieses vier verschiedene Substituenten trägt.

Bei der Milchsäure sind beispielsweise die vier verschiedenen Substituenten ($CH_3$, H, HO und COOH) in zwei Arten am zentralen Kohlenstoffatom (schwarz) anzuordnen. Es ergeben sich zwei spiegelbildliche Figuren, die man als D- und L-Form bezeichnet.

Das asymmetrische Kohlenstoffatom ist das schwarz dargestellte. Bei der Glucose haben wir es gleich mit vier asymmetrischen C-Atomen (in den Formeln mit einem Stern bezeichnet), bei der Fructose mit drei zu tun.

Um die Sache ganz zu verstehen, muß noch der Begriff der

D – Milchsäure          L – Milchsäure

Konfiguration eingeführt werden. Man geht vom einfachsten Zucker, vom Glyzerinaldehyd, aus, und legt fest, daß

die Rechtsform sein möge. Die spiegelbildliche Form mit der OH-Gruppe an dem zweiten Kohlenstoffatom nach links wird als L-Form bezeichnet. Nach dieser (willkürlichen) Festlegung durch den Chemiker muß nun noch die Drehrichtung bestimmt werden, die mit der Konfiguration nichts zu tun hat. Die Konfiguration am asymmetrischen C-Atom wird mit den Großbuchstaben D und L, die Drehrichtung der entsprechenden wäßrigen Lösung dagegen mit den Kleinbuchstaben d und l, bzw. in neuer Zeit mit den Symbolen (+) für rechts und (−) für links bezeichnet.

Die Angelegenheit ist deshalb wichtig, weil man herausge-

*Analyse des Honigs* 51

funden hat, daß eine bestimmte Drehrichtung mit gewissen Erkrankungen zusammenhängt. So ist zum Beispiel die L(+)Milchsäure (linkskonfiguriert, aber rechtsdrehend) ein wesentlicher Bestandteil des menschlichen Blutes und der Muskeln. Wo sie fehlt, kommt es zu Stoffwechselentgleisungen, zu denen unter anderem Rheuma, Gicht, Psoriasis und Krebs gehören. Durch geeignete Gaben (potenzierter) L(+)Milchsäure läßt sich das Krankheitsgeschehen günstig beeinflussen. Umgekehrt hat man festgestellt, daß die Gegensäure, die D(−)Form, schädlich ist [110]. Zahlreiche Mikroorganismen und Insekten – darunter unsere Bienen – produzieren optisch aktive Stoffe.

Weitere Zucker im Honig sind: von Pflanzen stammender unzerlegter Rohrzucker, Maltose (Malzzucker) und, je nach beflogener Pflanzengattung, aus diesen stammende seltenere Zucker.

An Fermenten kommen vor: die Invertase (auch Saccharase oder Invertin), mehrere Diastasen (die Stärke zu Dextrin und Dextrin zu Maltose abbauen), Katalase, Amylase, Phosphatasen und das wichtige Enzym Glucoseoxidase, das unter Mitwirkung des Luftsauerstoffs Traubenzucker in Gluconsäure und Wasserstoffperoxid überführt. Dieses stellt Sauerstoff in äußerst reaktiver Form zur Verfügung, und dieser ist wiederum ein hervorragender Keimtöter und Haltbarmacher.

An organischen Säuren kommen Äpfelsäure, Bernsteinsäure, Zitronensäure, Milchsäure, Buttersäure, Gluconsäure, Essigsäure, Ameisensäure, an anorganischen Säuren Phosphorsäure und Salzsäure vor.

Reich ist der Honig an Mineralstoffen, bei manchem mit einem Anteil von drei Prozent: Eisen, Kupfer, Phosphor, Schwefel, Kalium, Natrium, Mangan, Kalzium, Silizium, Magnesium, Chlor, Zink. Dazu kommen Vitamine (wenig

Vitamin C, wie wir wissen), etwa $B_1$, $B_2$, $B_6$, Pantothensäure, Nikotinsäure, H und Folsäure. Pollen enthält jedoch wesentlich mehr Vitamine; Honig als Vitaminspender hat nahezu keine Bedeutung. Analoges gilt für Aminosäuren. Nahezu alle sind im Honig vertreten, aber in sehr geringem Maße. Auch hier ist Pollen wirkungsvoller.

Unter günstigen Umständen ist Honig reich an Pollen – einer seiner wichtigsten Bestandteile. Des weiteren wurden Hormone (Wuchsstoffe), Azetylcholin, das bei der Nervenreizübertragung eine Rolle spielt, Inhibine (Bakterizide) und pflanzliche Farbstoffe wie Flavone oder Karotine gefunden. Aromastoffe vervollständigen das Spektrum dieses wertvollen Heil- und Nahrungsmittels: Alkohole, Aldehyde und Ketone, wie z.B. Formaldehyd, Azetaldehyd, Azeton, Diazetyl, Sesquiterpene (Farnesol) und ätherische Öle wie Menthol, Pinen, Phellandren, Thymol.

Man kann nie von »Honig«, sondern man muß immer von »Honigen« sprechen. Jeder Honig hat seinen ganz eigenen Geschmack, seine charakteristischen Leitpollen. Man müßte ein Honigkoster (analog zu einem Weinkoster) sein, um Farbe, Geruch und Geschmack voll und bewußt werten und beurteilen zu können.

Einen interessanten Zweig bilden die Honig-Pollen-Analysen. Aufgrund der Pollen, die im Honig vorkommen, kann nämlich der Fachmann ganz genau sagen, um welchen Honig es sich handelt. Ein Problem ist zum Beispiel das der importierten Honige. Ware aus europäischen Ländern ist in der Regel teurer als solche aus Mexiko. Der Grund liegt in der spärlicheren Ausbeute gemäßigter Klimate im Unterschied zu den reichen subtropischen Erträgen und den geringeren Lohnkosten in Lateinamerika oder Asien. Auch sind die veterinärmedizinischen Bestimmungen in Europa erheblich strenger. Imker, die mit ihren Stöcken der Tracht nachfahren, haben mit Kontrollen zu rechnen (der Grund: es gibt Bienenseuchen, und diese können verschleppt werden). In Mexiko oder Brasilien ist man damit weniger genau. Finden sich also im angeblich inländischen (und damit teureren Honig) Pollen einer Kakteenart, die in Nord- und Mittelamerika heimisch ist, ist der Beweis erbracht, daß es sich um Importware (oder um den Verschnitt mit einer solchen) handelt.

Daß es nicht einerlei ist, um welchen Honig es sich handelt, wird später gezeigt werden.

## Honig lagern

Honig ist nichts Statisches. Gewiß: Es handelt sich um eine übersättigte Zuckerlösung – aber auch um ein »dynamisches System, das sich unter dem Einfluß der in ihm enthaltenen Enzyme ständig verändert« [67].

Eine bekannte Veränderung ist das Festwerden, was auf Kristallisieren der Glucose zurückzuführen ist. Manche unerfahrene Zeitgenossen glauben, Zuckerzusatz (Verfälschung) sei die Ursache und beanstanden solchen Honig bisweilen. Das Gegenteil ist jedoch der Fall: Kandieren ist geradezu ein Echtheitsbeweis. Selbstverständlich ist kandierter Honig genießbar. Wer ihn flüssig haben will, stelle ihn in ein Wasserbad mit einer Temperatur von höchstens 50 Grad Celsius (Thermometerkontrolle!). Nach drei Stunden ist der Honig wieder flüssig.

Das ist gleich die wichtigste Regel: Honig darf wegen seines Gehalts an empfindlichen Fermenten niemals auf mehr als 50 Grad Celcius erhitzt werden (außer beim Kochen und Backen, versteht sich). Auch Temperaturen unter dem Gefrierpunkt sind ungeeignet. In beiden Fällen – Hitze und Kälte – spielt die Expositionsdauer eine Rolle. Da Honig lichtempfindlich ist, hat es sich bewährt, ihn in getönten Gläsern oder Tongefäßen aufzubewahren. Er muß immer luftdicht verschlossen bleiben, da er stark hygroskopisch (wasseranziehend) ist. Offengebliebener Honig verdünnt sich selbst dadurch, daß er aus der Luft Feuchtigkeit anzieht. Alsbald geht er in Gärung über, was man am Schaum auf der Oberfläche erkennt. Honig zieht zudem leicht Gerüche an – auch daran ist bei der Lagerung zu denken.

# Honig als Heilmittel

Schon dort, wo der Honig als Nahrungs- und Heilmittel seinen Weg in den menschlichen Körper beginnt, wirkt er wohltuend: in der Mundhöhle, im Kehlkopf, in der Speiseröhre. Bei lästigen und hartnäckigen Mund- und Rachenentzündungen ist mehrmals täglich ein Löffel Honig zu empfehlen, den man gut einspeicheln und im Mund zergehen lassen sollte.

Bei chronischer und akuter Tonsillitis (Mandelentzündung), die selbstverständlich in die Hand eines Arztes gehört, da ja unter Umständen eine Operation notwendig sein kann, tut Honig als »Erste Hilfe« fast immer seine Wirkung. Dicker oder am besten kristallisierter Honig entwickelt an den entzündeten Mandeln seine bakterientötenden, eiterausziehenden und entzündungshemmenden Kräfte. Deutsche Ärzte haben in der Zeit nach dem Zweiten Weltkrieg durch wochenlanges Bepinseln von Mandeln, der Rachen- und der Nasenschleimhaut sogar Diphtheriekranke mit Honig geheilt.

Die bekannteste Nähr- und Heilwirkung des Honigs ist wohl die der Kräftigung. Da Honig hauptsächlich aus Hexosen (Monosacchariden) besteht, braucht unsere eigene Verdauung nicht mehr zu arbeiten, um den Invertzucker aufzuschließen. Die Glucose tritt sofort ins Blut über und steht gleich für Leistung zur Verfügung. Erschöpfungs- und Ermüdungszustände lassen sich mit Honig wirksam bekämpfen.

Sportler, die sowohl Dauerleistungen als auch kurzfristige Spitzenleistungen erbringen müssen, haben Honig auf ihrem Speisezettel. So waren Bienen indirekt sogar am Mount-Everest-Gipfelsieg von Sir Edmund Hillary (1953) beteiligt.

Der Neuseeländer, ein Imker, hatte bei seiner Erstbesteigung zwei Kilogramm Honig im Gepäck.

Chemisch aufbereiteter Traubenzucker ist zwar Traubenzucker, hat aber nicht die gleiche Wirkung wie das »Kombipräparat« Honig. Die Enzyme, Hormone, Wuchsstoffe und organischen Säuren verleihen dem Honigtraubenzucker ein ungleich wirkungsvolleres Energiepotential, wie verschiedene Ärzte herausgefunden haben.

Honig wirkt direkt aufs Herz. Vergleichbar den bekannten Herzdrogen Digitalis oder Crataegus greift Honig bereits über die Zungenschleimhaut in die Herztätigkeit ein. Sehr schnell passiert Honig die Magen-Darm-Schranke und steht damit dem Blut und dem Herz zur Verfügung.

Der Nauheimer Mediziner Eberhard Koch hat in langen Versuchsreihen die Herzwirksamkeit des Honigs nachgewiesen. Da ihn die Wirkungsweise des Honigs (im Gegensatz zu Lösungen von reinem Frucht-, Trauben- oder Invertzucker) immer wieder beeindruckte, vermutete er einen honigspezifischen Wirkstoff, den er »Glykutilfaktor« nannte [55].

Heute weiß man, daß dieser Faktor nichts anderes ist als die Neurotransmittersubstanz Azetylcholin. Sie wird im Zytoplasma der Nervenenden gebildet, in eigenen Kammern gespeichert und, wenn ein Reiz weitergeleitet werden soll, freigesetzt [30].

Nicht erst seit dieser Erkenntnis ist Honig in Naturheilkliniken als Heilmittel anerkannt. Man verwendet ihn bei koronaren Durchblutungsstörungen, Herzrhythmusstörungen, Entzündungen des Herzmuskels, Schädigungen nach Infektionskrankheiten oder Infarkten, bei Hypertonie und unterstützend zur Digitalisbehandlung.

Der Wiener Tierarzt Franz Pfeiler hat in seiner Dissertation *Bienenhonig als Herzmittel* 1943 an mit Kaliumchlorid geschä-

*Honig als Heilmittel* 57

digten Froschherzen nachgewiesen, daß Honig in Verdünnungen bis 1:50 diese wieder zum Schlagen bringen kann. In den Versuchen erwies sich Honig Traubenzuckerlösungen immer als überlegen.

Pfeiler, Koch, Becker, Brockmann, Büdingen, Nicolai, Küstner und viele andere haben die Wirkung von Honig auf das Herz zweifelsfrei nachgewiesen – man wundert sich, daß die verdienstvolle Arbeit dieser und anderer Ärzte heute weder beachtet noch beherrscht wird. Und nichts ist einfacher, als täglich drei bis fünf kleine Löffel Honig einzunehmen – wo es notwendig ist, selbstverständlich zusätzlich zur normalen medikamentösen Behandlung des Herzens.

Honig geht schnell ins Blut über. Eine Wirkung auf das Abwehrsystem im Blutserum kann vermutet werden, da zum Beispiel der amerikanische Arzt William G. Peterson mit Honig nahezu 90 Prozent der von ihm behandelten Heuschnupfenerkrankungen und Allergien bessert, wenn nicht heilt. Es muß nur Honig aus der unmittelbaren Umgebung des Allergikers sein – ein homöopathisches Heilprinzip, über das im entsprechenden Abschnitt mehr gesagt werden soll.

Im menschlichen Magen wirkt Honig vor allem stabilisierend auf den Säurehaushalt. Eppinger verwendete ihn in Form von Rollkuren bei Magenübersäuerung (nervöse Reizzustände), russische Ärzte berichten von ähnlichen Wirkungen. Koch fand, daß Honig die Verdauungstätigkeit anregt und somit ein geeignetes Mittel für Menschen mit überwiegend sitzender Tätigkeit und Neigung zu Darmträgheit ist. Genaue Untersuchungen haben auch ergeben, daß die wertvollen Bienenfermente des Honigs durch die Verdauungsfermente nicht zerstört werden. Mit zunehmendem Alter nimmt die Verdauungsleistung ab; ältere Menschen klagen oft über Blähungen und Verdauungsstörungen. Läßt man den von den schwach gewor-

denen oder gar nicht mehr vorhandenen Enzymen nicht auf-
schließbaren Rohrzucker weg und ersetzt man ihn durch
Honig, hören die Beschwerden mitunter schlagartig auf
[Baumgärtel, zitiert nach 133; 164].

## Honig für die Leber

Büdingen wies 1925 in seiner bahnbrechenden Arbeit nach,
daß die Leber, die wichtigste »chemische Fabrik« des Körpers,
ihrer Hauptfunktion, der Entgiftung, nur nachkommen kann,
wenn ihr genügend Glucose zur Verfügung gestellt wird (wir
hatten schon gehört, daß die Entgiftungswirkung des Honigs
griechischen und römischen Ärzten bekannt war). Dement-
sprechend ist Glucose in ihrer natürlichsten Form, nämlich
Honig, angezeigt bei allen Arten von Vergiftungen. Das wird
selbstverständlich nie das Einschreiten eines Arztes verhindern
oder, wie etwa bei einer Knollenblätterpilzvergiftung, den
Aufenthalt in einem Spital ersetzen – aber mit Honig hat man
im Akutfalle nie etwas Schlechtes und im chronischen Fall
vielleicht sehr viel zu schnellen Entgiftung getan.

Eine sehr gute Indikation ist zum Beispiel die Entgiftung
nach Narkosen. Auch Schwerkranke werden mit Honig niemals Verdauungsprobleme haben. Was nach Narkosen in
erster Linie entgiftet werden muß, ist die Leber. Wenn man an
die notorische Sauerstoffunterversorgung Bettlägeriger denkt,
leuchtet ein, daß alles zur Hyperämisierung und zur Funktions-
steigerung der Leber getan werden sollte. Mangelnde Flexibili-
tät von Spitälern und Pflegepersonal ist kein Entschuldigungs-
grund.

Auch für die Entfernung von Eigengiften aus dem Organismus ist Honig geeignet. Die gefürchtete Hyperemesis gravi-

*Honig für die Leber* 59

darum, das heftige Schwangerschaftserbrechen, belastet den Stoffwechsel von Mutter und Kind durch fortschreitende Vergiftung mit Stoffwechselprodukten (Azidose, Ketonurie). Honig wird oft noch vertragen, wenn sonst alles erbrochen wird. Und wenn auch das nicht mehr möglich ist, kann getrost zu einem Honigklistier gegriffen werden: der Dickdarm resorbiert bereitwillig, wenn Magen und Dünndarm streiken. Im übrigen hat die rektale Applikation den Vorteil, daß sie im Pfortaderbereich wirksam ist und damit in unmittelbarer Nähe der Leber. Grippe (auch verschleppte Infektionen), chronische Metallvergiftungen (Blei, Kadmium), Cholera, Ruhr und nahezu alle Typhus- und Paratyphuserkrankungen, etwa Salmonellose, sind (neben konservativer ärztlicher Therapie) weitere Anwendungsmöglichkeiten.

Der Münchner Arzt Baumgärtel befaßte sich in den vierziger Jahren mit der Gelbsucht. Er kam drauf, daß die laxative, harntreibende und entgiftende Wirkung des Honigs auch bei Gallenerkrankungen voll zur Entfaltung kommt. Da er entzündungshemmende Stoffe enthält, rät Baumgärtel auch bei Gelbsucht (Ikterus) zu Honig.

Und damit sind wir mitten in einem wichtigen Thema, denn Leberentzündung (Hepatitis) ist seither zu einer Volkskrankheit geworden. Man könnte sie ruhig Ärzte- oder Spitalkrankheit nennen, denn die meisten Hepatitiskranken bekommen die Infektion heutzutage in Krankenhäusern. Entweder durch unsauberes Infusions- und Injektionsmaterial oder bei Blut- oder Serumübertragungen wird der Patient infiziert. Mit schweren Medikamenten versucht man dann, die Hepatitisinfektion zu bekämpfen. Nähme man ständig Honig dazu, könnte die Leber ihre Selbstheilkraft verstärken.

Da Honig kein Rohrzucker ist und nicht nur auf die Leber, sondern auch auf Niere, Blase und Bauchspeicheldrüse gut wirkt, kann er – mit Vorbehalt! – auch Diabetikern empfohlen werden. Selbstverständlich sollte sich der Zuckerkranke dabei mit seinem Arzt beraten; die in Europa übliche Furcht vor Honig bei Diabetes (vor allem bei Altersdiabetes) scheint neueren amerikanischen Untersuchungen zufolge unbegründet. Vorsichtiges Probieren und Hineinhorchen in den eigenen Körper geht über Studieren. Die richtige »Einstellung« des Diabetikers sollte jedoch Sache eines erfahrenen Arztes oder einer Spezialklinik bleiben.

In der Antike und im Mittelalter wurde Honig häufig bei Umschlägen und für Wunden verwendet. Ist das heute noch, im Zeitalter der Schnellverbände, der bakteriziden Puder und der Sprühpflaster, empfehlenswert?

Edmund Herold, der fleißige deutsche Pfarrer, der wie kaum jemand vor ihm Zeugnisse über Behandlungserfolge mit Honig gesammelt hat, berichtet auch über eigene Erfahrungen: »Ich hatte mir den Daumen bis in den halben Nagel hinein angesägt. Statt Jod habe ich Honig aufgelegt und verbunden. Kein Schmerz, keine Entzündung, keine Eiterung, störungslose Heilung« [55; 113].

Andere (Lücke, Gundel, Blattner) haben Abszesse mit Kamillensalbe, Borsalbe und Honig behandelt (Tierversuch an Mäusen, die mit Staphylokokken infiziert wurden). Dabei schnitt Honig am besten ab. Gewiß, Tierversuche sind immer problematisch. Aber man hat die Heilwirkung an Menschen ausprobiert. Schlecht heilende, großflächige Wunden wurden mit einer Kombination von Honig und Lebertran behandelt – mit dem Ergebnis, daß Heilung einsetzte. Honig, so fand man, regt die Blut- und Lymphbildung an, so daß es zu einem geglückten Synergismus zwischen körpereigener (stimulierter) Abwehr und den bakterienfeindlichen Stoffen des Honigs kommt. Der Invertzucker des Honigs hat eine die Zellosmose fördernde Wirkung, durch die Giftstoffe beschleunigt aus den Zellen entfernt werden.

Bei Schürfwunden und Rißquetschwunden wird empfohlen, keinen Verband sondern nur Honig aufzulegen und diesen an der Luft trocken zu lassen. Es bildet sich eine lackähnliche Schicht, die die Wunde gut schützt. Gleiches wird für Verbrennungen, Eiterungen, Abszesse, Karbunkel und Furunkel angegeben, auch bei Abszessen im Gehörgang und in der Nase.

Vor allem in der Sowjetunion, in Bulgarien, Rumänien und Polen hat man sich mit Honig- und Propolispflastern bei Brandwunden eingehend beschäftigt. Es werden durchwegs Erfolge berichtet (im Kapitel »Propolis« mehr darüber).

## Eine Honig-Homöopathie

Honig als Lösungsmittel und die Inhaltsstoffe als Wirkstoffe – wäre das nicht in Anlehnung an Samuel Hahnemann ein weiteres Heilmodell? So wie der Homöopath durch Aufnahme des Urprinzips in Alkohol oder Milchzucker dieses durch weiteres Verschütteln und Verreiben in seiner Wirkung erst richtig entfaltet, genauso könnte man sich denken, daß durch das Aufnehmen in Honig, durch die mehrmalige Umlagerung und Fermentierung seitens der Biene ein pflanzlicher Wirkstoff im Honig seine Heilkraft entwickelt.

Unschwer läßt sich erkennen, daß dieser Wirkstoff nur der Pollen sein kann – wenn man von gewissen Mikroorganismen (Bakterien, Pilze, Pilzsporen) absieht, die der Mensch als (gutartige) Endobionten braucht (Enderlein, Seeger) und die häufig auch im Honig gefunden werden.

Was der Pollen ist und wie er biochemisch zerlegt werden kann, wird im Kapitel »Pollen« beschrieben. Hier interessiert zunächst nur, daß Pollen das männliche Prinzip der Pflanze und eine Art Panazee (Allheilmittel) ist: Er enthält nahezu alle essentiellen Aminosäuren, dazu Vitamine, Fette und (wenig) Zucker. Man kann sich monatelang nur von Pollen ernähren ohne Mangelerscheinungen befürchten zu müssen. Zudem ist Pollen der Träger der Erbinformation. Das heißt: In der Desoxyribonukleinsäure (DNS) seiner Zellkerne sind alle Informationen gespeichert, die zur Reproduktion und Erhaltung von Art und Individuum notwendig sind. Das Ganze ist ästhetisch und sehr stabil verpackt. Pollen ist von eigens konstruierten Schutzhüllen (Exine) umgeben, die die Gene auch gegenüber harten Einflüssen von außen (Strahlung, Temperatur, Umweltgifte) schützen. Dieser Schutz ist hochwirksam: Man hat Pollen aus dem Hethiter- und Assyrer-Reich Tausende von Jahren nach seiner Konservierung (in Honig!) als voll wirksam (keimfähig) gefunden.

Man kann sagen: Das Pflanzenprinzip, zum Beispiel das Prinzip »Löwenzahn«, ist vollständig im Löwenzahnpollen vorhanden und konzentriert. Das Löwenzahnprinzip wird in der Naturheilkunde als gesamte Pflanze (Radix Taraxaci cum herba) angewendet; in der Homöopathie wird der Preßsaft der gesamten Pflanze in Alkohol aufgenommen (Urtinktur) und mit Alkohol bis zur gewünschten Potenz verschüttelt: jeweils ein Tropfen mit zehn Tropfen fünfundsechzigprozentigem Alkohol gemischt und hundert- bis zweihundertmal geschüttelt. Dann wird von dieser Lösung, die man als Potenz D 1 (D = decem = zehn, weil 1:10 verdünnt wurde) bezeichnet, wieder ein Tropfen mit zehn Tropfen reinem Lösungsmittel verschüttelt: Potenz D 2. Das Schütteln (es geschieht in fast allen homöopathischen Apotheken derzeit leider mechanisch; Hahnemann und seine Schüler legten Wert auf Handverschüttelung) bedeutet Zufuhr mechanischer Energie. Diese gehört

*Eine Honig-Homöopathie* 63

wesensmäßig zur homöopathischen Arznei. Medizin im homöopathischen Sinne ist das durch richtiges Verschütteln freigesetzte Arzneiprinzip eines Stoffes. Das kann eine Pflanze, ein Stein, ein Tier – aber auch eine Nosode (Schadstoff, beispielsweise eine Krebszelle) oder – in übertragenem Sinne – ein Mensch sein. Bei der Geistheilung etwa wirkt der Geist des Heilers als »Potenzierungsmittel« für die schlechte Schwingung des Kranken; er setzt sie um und gibt sie dem Kranken potenziert zurück, wie der geniale Homöopath Herbert Fritsche [44] nachgewiesen hat.

Daß Ähnliches mit dem Pollen im Honig passiert, ist zu vermuten. Der Pollengehalt des Honigs wird von vielen Autoren entweder überhaupt nicht erwähnt oder als unbedeutend abgetan. Für den Heilkünstler (»Kunst kommt von Können und nicht von Wollen, sonst hieße sie Wulst«, formulierte sehr einprägsam Nietzsche) ist aber gerade das kleinste, unscheinbarste, verdünnteste, spurenhafte Prinzip wichtig.

Nun kann eingewendet werden, in vielen Honigarten habe man es mit Pollengemengen zu tun. Wo soll hier die reine Wirkkraft einer einzigen Pflanze zur Geltung kommen? Überlagern einander hier nicht die verschiedenen Pflanzenschwingungen?

Der Einwand ist grundsätzlich richtig. In einem Honig, der gleichzeitig Pollen von Myosotis (Vergißmeinnicht), Melilotus (Steinklee), Zea Mays (Mais) und Ranunculus (Hahnenfuß) enthält, sind alle vier genannten Pflanzenprinzipien wirksam. Für die Benennung der Honige hat sich das Leitpollenprinzip durchgesetzt. Mehr als 45 Prozent einer Pollenart werden »Leitpollen« genannt – ein solcher Honig darf sich mit Recht etwa »Vergißmeinnichthonig« nennen, wenn er die entsprechende Menge Myosotis-Pollen enthält. Bei Konzentrationen von 16 bis 45 Prozent von der Pollengesamtmenge spricht

man von Begleitpollen, bei weniger als 16 Prozent von Einzelpollen.

Der Pollengehalt der Honige ist indes sehr unterschiedlich.
Vergißmeinnichthonige enthalten sehr viel Pollen, Lindenho-
nige dagegen wenige, was nicht heißt, daß das Prinzip der
Pflanze in dem Honig nicht enthalten wäre. Denn die Biene,
die die Linde befliegt, nimmt ja von der Blüte mit dem Nektar,
den Enzymen und den Duftstoffen auch das Pflanzenprinzip
mit, es muß nicht unbedingt der Pollen sein. Man wird hierbei –
besonders bei der Linde – an die Homöopathie des englischen
Arztes Dr. Edward Bach erinnert, der eine Methode erfand,
um das Heilprinzip von Blüten mit Hilfe des Sonnenlichtes in
Quellwasser einzufangen und zu potenzieren, ohne dabei die
Pflanze zu zerstören, was in der Homöopathie und in der
Spagirik geschieht [10].

## Was die Honige können

Sehr geschätzt sind die *Honigtauhonige* (Waldhonige), die in
Österreich etwa 80 Prozent der Produktion ausmachen. Roh-
stofflieferanten sind Koniferen, zumeist Tannen oder Fichten.
Sie sind reich an Harzen und ätherischen Ölen (Beta- und
Gammapinen, Phellandren, Anisidin, Ketoaldehyden, Alkohole, Ester, Terpene) und kommen daher bei allen Erkrankungen der Atemwege (Bronchialkatarrhe, aber auch zur unter-
stützenden Behandlung von Lungentuberkulose und Lungenentzündung geeignet), des Urogenitalsystems (Cystitis, Urethritis, Prostatitis) und als Harntreibemittel in Betracht. Gute
Wirkung bei Nierensand und Nierensteinen wird berichtet.
Ähnlich Latschenkieferprodukten (Badesalzen) und Ölauszü-
gen aus Koniferen (Latschen-, Tannenöl), ist eine regulierende

*Was die Honige können* 65

Wirkung auch bei Problemen des Pfortaderkreislaufes (Hämorrhoiden, Pfortaderstauungen, Neigung zu Venenthrombosen) zu erwarten.

*Blütenmischhonige* haben eine sehr gute Wirkung auf Allergiker (Asthma bronchiale, Heuschnupfen), wenn sie aus der Umgebung des Erkrankten stammen. Der amerikanische Arzt Dr. William G. Peterson hat von 22 000 Patienten etwa 20 000 geheilt oder gebessert, indem er ihnen gegen ihre allergischen Beschwerden Honig zu essen gab, der in einem Umkreis von etwa zehn Kilometer am Wohnsitz des Patienten geerntet werden mußte. Kritiker haben angemerkt, daß bei der typisch nordamerikanischen Monokultur dieses Umgebungsprinzip wohl nicht unbedingt konsequent anzuwenden sein müsse. Das Prinzip basiert darauf, daß die in geringer Menge im Honig vorkommenden allergenen Substanzen aufgrund ihrer Potenzierung durch den Honig die körpereigenen Abwehrkräfte anregen und nicht, wie die konzentrierten Pollen, überwältigen. Peterson beginnt mit täglich morgens einem Teelöffel Honig; die Dosis wird bis zu zehn Teelöffeln gesteigert. Wichtig ist dabei, daß der Honig immer naturbelassen sein muß. In Europa ist das selbstverständlich; nur die vor Bakterien überängstlichen Amerikaner »sterilisieren« den Honig und treiben ihn durch Filter, womit sie ihm seine Heilkraft nehmen.

Nun zu Spezialhonigen. Wo eine Pflanzenart dominiert, orientiert man sich prinzipiell am naturheilkundlich-grobstofflichen Wirkungsbild der entsprechenden Pflanze oder, noch besser, am homöopathischen Arzneimittelbild. Hier müssen, um den Rahmen nicht zu sprengen, kurze Hinweise genügen; Interessierte seien an die phytotherapeutische oder homöopathische Spezialliteratur verwiesen.

*Lindenhonig:* Hellgelb, mit intensivem Geruch nach Farnesol und Terpenen, wirkt er nervenberuhigend und antiseptisch, vor allem bei fiebrigen Erkrankungen (Weiterpotenzierung des Lindeprinzips kann zum Beispiel dadurch erfolgen, daß man ein Löffelchen voll in Lindenblütentee auflöst), bei Nervosität, Unruhe, Schlaflosigkeit. Eventuell kann man diese Heilbehandlung (nach Maurice Mességué) mit einem Lindenblüten-Vollbad kurz vor dem Schlafengehen kombinieren. Gute Wirkung wird auch bei Bronchitis und Husten erzielt. Übrigens: Man kann auch Honigumschläge auf die Brust machen.

*Melissenhonig:* Diese eher seltene Spezies besticht durch den Gehalt an Zitronellol und Geraniol. Die genannten Stoffe wirken krampflösend und nervenberuhigend, insbesondere bei sogenannten Wurzelschmerzen.

*Kleehonig* enthält Flavone, Flavonoide, Terpene, Phenole, Cumarine. Er ist ideal bei Harnverhaltung, schleim- und krampflösend, auch bei Durchfällen zu verwenden. Manche Länder mit ausgeprägten Monokulturen gewinnen noch Spezialkleehonige, in denen etwa Melilotus (Steinklee) oder Hedysarum obscurum (Süßklee, französisch sainfoin) klar als Leitpollen zutagetreten. »Miel de sainfoin« ist in Frankreich ein hochgeschätztes Spezialprodukt aus der Region von Gâtinais – ohne klare heilerische Indikation. Man ißt ihn löffelweise als Nachtisch wegen seines hervorragenden Aromas ohne irgendwelche Zusätze.

*Akazienhonig* dagegen ist in Deutschland, Österreich und in der Schweiz weit verbreitet. Er sollte korrekt »Robinienhonig« heißen, da die Trachtpflanze Robinia pseudoacacia ist. Der Honig enthält wie die Blüten der Pflanze das Flavonglucosid Akazin, ein ätherisches Öl, das für den charakteristischen Geruch verantwortlich ist. Mit Maßen wird er Diabetikern empfohlen. Man wendet ihn hauptsächlich gegen Husten und bei Erkältungskrankheiten an. Er wird, wie die Pflanze selbst, auch zur Blutreinigung und bei Verdauungsschwierigkeiten infolge Übersäuerung des Magens empfohlen.

*Pfefferminzhonig:* Minze ist reich an ätherischen Ölen (Pinen, Phellandren, Limonen, Cadinen) und enthält weiterhin Thymol, Carvacrol, Amylakohol und Aldehyde. Reiner Pfefferminzhonig ist nur in der Umgebung von Minzenkulturen zu erwarten; demgemäß ist dieses Produkt selten. Es wirkt verdauungsfördernd, löst Blähungen, Koliken und Darmkrämpfe, fördert Gallenfluß und Urinausscheidung und wirkt schmerzstillend. Pfefferminzhonig ist ein Tonikum auch bei schwachem Magen, Magenentzündung (Gastritis) und vegetativen Störungen.

*Weißdornhonig* ist selten. Wie die seit Jahrtausenden bekannte Heilpflanze Crataegus oxyacantha ist er herzwirksam (bereits über die Zungenschleimhaut!), vor allem bei Herzschwäche nach Infektionen, nach Herzinfarkten, Kreislaufschwächen (Hyper- und Hypotonie), bei unregelmäßigem Puls, Extrasystolen, Tachykardie, Angina pectoris. Selbstverständlich ersetzt Weißdorn als mildes Herzmittel nie eine vollständige Behandlung durch den Arzt in schweren Fällen. Crataegus in dieser Form verträgt sich indes mit allen Formen medizinischer Herzbehandlung, auch mit Digitalis und Strophantin. »Dieses ›Herztonikum‹ entfaltet seine Heilkräfte sehr zuverlässig, wenn es ununterbrochen und regelmäßig über Monate, ja sogar Jahre eingenommen wird«, schreibt der bekannte Schweizer Mediziner Dr. Martin Furlenmeier [46; 72]. Auf den Honig bezogen bedeutet das: Morgens und abends einen Teelöffel voll, also wenig, aber regelmäßig!

*Heidekraut-(Erika-)honig* wird, wie die Heilpflanze Calluna vulgaris, gegen Nieren-, Blasen- und Prostatabeschwerden angewendet. Man kann den Honig auch äußerlich auflegen. Ein eigenartiger, eher bitterer Geschmack ist ihm eigen.

*Thymianhonig* ist fast ausschließlich ein Produkt mediterraner Länder. Wir erinnern uns: Aristoteles (384–322 v. Chr.) hielt den Honig von Hymettos für den besten. Tatsächlich ist in diesem Honig wie auch in anderen südlicher Länder die Kraft der Sonne spürbar. Der Gehalt an Wirkstoffen hängt von der Sonneneinstrahlung ab. Er ist ein vorzügliches Wurmmittel, fördert die Verdauung, wirkt antiseptisch bei Infektionen des Magen-, Darm- und Urogenitaltraktes, hilft gegen Blähungen und Lungenkrankheiten (grippale Infekte, Bronchitiden).

*Quendelhonig,* wie er in verschiedenen Regionen Frankreichs produziert wird, hat nahezu dieselben Indikationen wie der Thymianhonig. Zusätzlich verwendet man ihn gegen Husten und Gastritis.

*Buchweizenhonig* (Fagopyrum esculentum Moench) ist, wenn auch nicht rein, in Mitteleuropa weit verbreitet. Als Kräftigungsmittel bei Erschöpfungszuständen, als Mittel gegen Wachstumsschmerzen der Kinder, bei nervösen Zuständen und bei Brüchen (lokal und intern) wirkt er ebenso zuverlässig wie zur Förderung der Kallusbildung.

*Lavendelhonig* ist ein bekanntes Produkt der Provence. Der Geschmack kann manchmal leicht bitter sein – das ist ein Zeichen für Echtheit. Die Bauern der Provence haben zumeist ein Glas davon in Reichweite, weil man damit offene Wunden, Insektenstiche, aber auch Hundebisse und Schürfungen bestreicht. Lavendel wirkt antiseptisch, der Honig granulationsfördernd. Ebenso gern wird er bei Infektionen (Grippe), bei Bronchial- und Lungenbeschwerden, bei Kopfschmerz (lokale Auflage!), Schlaflosigkeit, Nierenbeschwerden und Wurmkrankheiten verwendet.

*Rosmarinhonig* nahezu gleicher Provenienz wird als Mittel bei Leberbeschwerden (Hepatitis, Zirrhose, Gelbsucht) geschätzt. Er gilt in seiner Heimat als Potenz- und Kräftigungs-

*Was die Honige können* 69

mittel und wird auch viel gegen Verdauungsbeschwerden (Flatulenz, Colitis, Gastritis) verwendet.

*Eukalyptushonig* kommt meist aus Afrika oder Spanien. Wie die Pflanze selbst ist sein Hauptanwendungsbereich der Hals-, Nasen- und Rachenraum, die Bronchien und der Magen- und Darmtrakt. Die ätherischen Öle haben jedoch auch beachtliche Tiefenwirkung, so daß sich Eukalyptushonig sehr gut zur Behandlung tiefsitzender Infektionen (Niere, Harnleiter, Blase, Ovarien, Prostata, Bauchspeicheldrüse) eignet. Spanische Naturheiler verwenden ihn als Wurmmittel, sowohl bei Bandwurm als auch bei Oxyuren (bei Kindern).

*Orangenhonig* kommt ebenfalls aus Afrika oder Spanien und ist ein Beruhigungs- und Krampflösemittel. Manche Migränen sprechen überraschend gut auf dieses Heilmittel an. Orangenhonig hilft auch Schlafgestörten, Neurasthenikern, Übernervösen und manchmal auch lernschwachen Kindern.

*Kastanienhonig,* das Produkt, das Bienen von Kastanienbäumen einbringen (nicht zu verwechseln mit dem Kastanienhonig, der durch Einlegen von Edelkastanien in Honig hergestellt wird), wirkt im allgemeinen blutreinigend, bekämpft die Neigung zu Thrombosen, Thrombophlebitis und Krampfadern und wirkt auch hervorragend gegen Anämie (Blutarmut). Gegen Erschöpfung und Schwächezustände wird er ebenso empfohlen wie gegen Magersucht und Appetitlosigkeit.

Abschließend muß hinzugefügt werden, daß der Honig sehr wohl auch ein potentes Heilmittel im Rahmen der Aromatherapie sein könnte. Seine Geruchs- und Geschmacksstoffe haben ihn seit alters her zu einem Vehikel von Heilmitteln gemacht, deren Bitterkeit man durch Süßigkeit zu überdecken versuchte. Es darf vermutet werden, daß es dabei auch um die Entwicklung der Heilkraft des Bitteren und um die Geruchstoffe ging, die im Honig enthalten sind.

Und noch ein Satz des alten Bienenforschers Enoch Zander:
»Wer Honig aus gesundheitlichen Gründen anwenden will,
denke daran: Erhalte ihn, wie die Biene ihn gab.«

# Pollen – Schlüssel zur Fruchtbarkeit

Pollen ist eine Welt für sich.

Von der größten Art gehen 14 000 auf ein Gramm, aber es gibt viel, viel kleinere Pollenkörner, von denen beispielsweise erst 300 000 ein Gramm ausmachen.

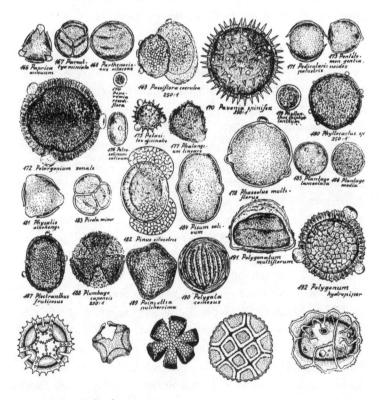

Verschiedene Pollenformen.

Trotzdem (oder gerade deswegen) ist Pollen – Heuschnup-
fenkranke wissen davon ein Lied zu singen – nahezu allgegen-
wärtig. Wiesen und Wälder des gebirgigen Österreich produzieren mehrere hunderttausend Tonnen jährlich. Gewiß, einen
Teil sammeln die Bienen, fressen ihn wohl auch: Die Jahres-
sammelleistung eines Volkes liegt zwischen 30 und 60 Kilogramm. Etwa 400000 Bienenvölker (betreut von 30000
Imkern) gibt es in Österreich. Legen wir eine Supersammellei-
stung zugrunde, kommen wir auf 24000 Tonnen nutzbar
gemachten Pollen. Noch immer bleiben Tausende von Tonnen
übrig.

Wissenschaftler haben herausgefunden, daß weltweit für 90
Prozent der allergischen Heuschnupfenfälle Ragweed-Pollen
(deutsch: Traubenkraut; lateinisch: Ambrosia ssp.; österrei-
chisch: Beifußblättrige Ambrosie) verantwortlich zeichnen.
Nützt Ihnen das, verehrter Schnupfenkamerad?

Pollen, um in der Diktion der Wissenschaftler zu bleiben, ist
das männliche Prinzip der Pflanze, der vom Wind oder den
Bienen zu den weiblichen Blüten transportiert wird, um diese
zu befruchten. Das war bereits im alten Assur, in Ägypten und
bei den Hebräern bekannt; die Assyrer hatten jährliche Zeremonien, in denen die Pollen der männlichen Dattelpalme auf
die weiblichen Bäume gestäubt wurden.

Daß Pollen der Biene als Nahrung dient, ist seit der Fernseh-
serie *Biene Maja* bereits Wissensgut der Vierjährigen. Weniger
verbreitet ist die Kenntnis der Entdeckung von Karl von Frisch,
wonach Pollen von speziellen Pollensammelbienen eingebracht wird. Sie transportieren den Pollen in sogenannten
Höschen auf ihren Beinen, wo sie ihn – leicht ist das durchaus
nicht – mit geschickten Bewegungen festreiben. Im Stock
werden die Pollenhöschen von Stockbienen entfernt, wenn sie
nicht in von listigen Imkern erbauten Pollenfallen abgestreift

*Pollen – Schlüssel zur Fruchtbarkeit*

werden: kleine, sternförmige Fluglöcher, durch die sich die Biene unter Umständen drehend zwängen muß, wobei sie einen Großteil der Pollenhöschen verliert. Der Pollen fällt in eine darunterstehende Falle; diese muß mit einem engmaschigen Netz versehen sein, ansonsten die Bienen den Pollen wieder herausholen würden.

An Weidenkätzchen-Pollen höselnde Bienen (nach Maurizio).

Vor allem in der Zeit der starken Bruttätigkeit des Bienenvolks wird sehr viel Pollen gebraucht, einerseits für die Aufzucht der Larven, andererseits für die Ammenbienen. Man hat sehr bald herausgefunden, daß Pollen für die Produktion von

Gelée royale in den Futtersaftdrüsen der Ammenbienen unabdingbar ist.

Daraufhin untersuchten die Wissenschaftler den Pollen genauer und fanden heraus, daß er ein nahezu vollkommenes Nahrungsmittel ist: Er enthält alles, was nicht nur die Biene, sondern auch der Mensch zum Leben braucht. Vor allem sowjetische Wissenschaftler, unter ihnen der berühmte Tsitsin (auch Zizin), stellten fest, daß unter Hundertjährigen sehr viele Imker und Bauern waren, die regelmäßig Pollen aßen, oft in der Form des Bienenbrots (von Bienen fermentierter – silisierter – und haltbar gemachter Pollen, auch Wabenpollen genannt und in Wachs hermetisch eingedeckelt) und daß der Gesundheitszustand dieser Menschen ganz hervorragend war. Bestimmte Krankheiten, die für uns eine Geißel sind, wie etwa Krebs, kamen entweder überhaupt nicht vor oder waren äußerst selten.

## Pollen, eine Supernahrung

Der Verdacht lag nahe, daß Pollen schlechthin eine Supernahrung sein müsse, die alles Lebensnotwendige enthalte.

Eingehende Untersuchungen haben das bestätigt. Hier Analysen einer durchschnittlichen Pollenprobe (nach R. Delperée, *La gazette apicole,* Oktober 1959):

| | |
|---|---|
| Wasser | 4% |
| Reduzierende Zucker | 20% |
| Nichtreduziernde Zucker | 5% |
| Stärke, Kohlenhydrate | 4,5% |
| Proteine | 20% |
| Freie Aminosäuren | 10% |
| Asche | 3% |

*Pollen, eine Supernahrung* 75

Die folgende Tabelle verdeutlicht die Aminosäuren:
Anteile der Aminosäuren (in Prozenten der gesamten Trokkenmasse):

| | |
|---|---|
| Arginin | 4,4–5,7% |
| Histidin | 2,0–3,5% |
| Isoleucin | 4,5–5,8% |
| Leucin | 6,7–7,5% |
| Lysin | 5,9–7,9% |
| Methionin | 1,7–2,4% |
| Phenylalanin | 3,7–4,4% |
| Tryptophan | 1,2–1,6% |
| Valin | 5,5–6,0% |

Aminosäuren sind die Bausteine der Eiweißstoffe, der Proteine. Sie können vom Körper selbst nicht synthetisiert, sondern müssen ihm zugeführt werden (Eiweißmindestbedarf). Über die Menge gehen die Ansichten jedoch auseinander. In neuester Zeit mehren sich die Stimmen, die kleine Mengen für besser als größere halten [126; 134]: etwa 30 Gramm pro Tag.

Zusätzlich ist zu bedenken, daß größere Proteine die Liquorschranke des Gehirns nicht passieren können. Aminosäuren tun dies und sind daher für den Gehirnstoffwechsel (Merk- und Lernfähigkeit, Reaktionsfähigkeit) sehr wichtig.

In Pollen hat man bis zu 20 der 22 bekannten Aminosäuren gefunden, insbesondere Alanin, Arginin, Asparaginsäure, Cystin, Glutaminsäure, Glycin, Histidin, Hydroxyprolin, Leucin, Isoleucin, Lysin, Methionin, Phenylalanin, Tryptophan, Prolin, Serin, Threonin, Valin und die eher seltene α-Amino-Buttersäure.

Die folgende Tabelle soll die Effizienz der Aminosäurenversorgung des Menschen durch Pollen illustrieren (Aminosäuregehalt in Prozenten):

| Aminosäure | Nahrungsmittel | | | Pollen (Durch-schnitt) | Tages-bedarf des Menschen (Durchschnitt) |
| | Rind-fleisch | Ei | Käse | | |
| --- | --- | --- | --- | --- | --- |
| Isoleucin | 0,93 | 0,85 | 1,74 | 4,5 | 2,7 |
| Leucin | 1,28 | 1,17 | 2,83 | 6,7 | 4,0 |
| Lysin | 1,45 | 0,93 | 2,34 | 5,7 | 3,0 |
| Methionin | 0,42 | 0,39 | 0,80 | 1,8 | 2,1 |
| Phenylalanin | 0,66 | 0,69 | 1,43 | 3,9 | 4,2 |
| Threonin | 0,81 | 0,67 | 1,38 | 4,0 | 2,0 |
| Tryptophan | 0,20 | 0,20 | 0,34 | 1,3 | 0,5 |
| Valin | 0,91 | 0,90 | 2,00 | 5,7 | 3,0 |

Eine einfache Rechnung ergibt, daß 100 Gramm Pollen so viele Aminosäuren enthalten wie ein halbes Kilogramm Rindfleisch oder sieben Eier. Mithin genügen 30 Gramm Pollen, um den Eiweißtagesbedarf eines erwachsenen Menschen zu sichern – das sind zwei glattgestrichene Teelöffcl.

Pollen ist aber auch reich an Mineralstoffen und Spurenelementen, wie die nachstehende Tabelle zeigt (in Prozenten auf Asche bezogen):

| | |
| --- | --- |
| Kalium | 20–45 |
| Magnesium | 1–12 |
| Kalzium | 1–15 |
| Kupfer | 0,05–0,08 |
| Eisen | 0,01–0,3 |
| Silizium | 2–10 |
| Phosphor | 1–20 |
| Schwefel | 1 |
| Chlor | 0,08 |
| Mangan | 1,4 |

*Pollen, eine Supernahrung* 77

In Zeiten des Natriumüberschusses und Kaliummangels sind Pollen sicher eine zu empfehlende Zukost.

Pollen enthält weiter Vitamine – nahezu alle, die der Mensch braucht. 100 Gramm durchschnittlicher Pollen enthalten bis zu 1 Gramm Vitamin A (Axerophthol), welches für die Funktion der Augen unerläßlich ist, Vitamin D, Vitamin E, Vitamin $B_1$ und $B_2$, Niacin, Pantothensäure, Folsäure, Vitamin $B_6$ und $B_{12}$, Vitamin H und bis zu 0,8 Gramm Vitamin C. Vitamin P, von dem nicht feststeht, ob es zu den lebensnotwendigen Stoffen gehört (es verhindert Kapillarblutungen), ist zum Beispiel in Buchweizenpollen zu 0,017 Prozent enthalten.

Je nach Art enthält Pollen zwischen einem und 20 Prozent Fette. Es handelt sich hier um Pflanzenfette, die den menschlichen Organismus wenig belasten. Rund 50 Prozent davon sind die ungesättigten Fettsäuren Linolsäure, Linolensäure und Arachidonsäure. Obwohl sie mengenmäßig eine untergeordnete Rolle spielen, wirken nach den Forschungen der deutschen Biochemikerin Dr. Johanna Budwig ungesättigte Fettsäuren auch in geringer Menge als Katalysatoren, sind also gehärteten Fetten (Margarine) und tierischen Fetten (Schweineschmalz) immer vorzuziehen.

Weiterhin enthält Pollen Zucker, Wachstumsstoffe und zahlreiche Enzyme (darunter Cozymase, Diaphorase und Cytochromoxydase) sowie Antibiotika und Hormone.

Hier kann getrost ein Strich gezogen werden, unter dem als Resümee übrigbleibt: Wer sich auch über Monate ausschließlich von Pollen ernährt, wird niemals Mangelerscheinungen haben – Pollen ist die Vollwertnahrung schlechthin. (Einzig der Mangel an Ballaststoffen wie Zellulose wird vermutlich zu einer Trägheit des Darms und damit zu Stuhlverstopfung führen.) Pollen ist nicht nur eine Welt für sich, sondern subtilster Ausdruck pflanzlicher Harmonie. Daß die Biene das

»erkannt« hat, sich von Pollen ernährt, ihn in hydrolisierter Form als Gelée royale ihren Larven und ihrer Königin gibt – spricht das nicht für den Instinkt der Biene?

Pollen ist damit auch ein gutes Argument für das von der Naturheilkunde immer vertretene weite Wirkstoffspektrum. Glücklicherweise haben sich bereits auch schon viele Schulmediziner zu der Auffassung durchgerungen, daß es in den seltensten Fällen klug ist, den von ehrgeizigen Chemikern eingeschlagenen Weg der Wirkstoffisolation auch in der Humanmedizin zu begehen. Natürlich vorkommende Wirkstoffkombinationen greifen im kranken Organismus zumeist besser an als der isolierte Reinstoff. So etwa führt der als Opium bekannte Mohndicksaft zu wesentlich geringeren Neben- und Suchterscheinungen als das daraus isolierte Morphin. Morphin ist eine einzige Substanz, Opium dagegen ein Gemisch aus mindestens zwanzig Alkaloiden und weiteren Naturstoffen geringerer Wirkung.

## Pollen für den Darm

Seit Tsitsins Veröffentlichung über die Jungbrunnenwirkung des Pollens (1964) hat ein wahrer Run auf Pollen eingesetzt. Renommierte Firmen (Melbrosin International, Aargard, Ernst Hagen) haben Dutzende von Studien in Auftrag gegeben, um über die Wirksamkeit von Pollen Detailinformationen zu erhalten. Zur Zeit der Fertigstellung dieses Werkes war die Literatur dazu nahezu unübersehbar. Im Folgenden einige Erfahrungen mit reinen Pollenpräparaten.

Der französische Forscher Professor Dr. Remy Chauvin, der ähnlich wie Frisch sein Leben den Bienen gewidmet hat, wies bereits 1953 nach, daß Pollen die Verdauungstätigkeit regelt.

*Pollen für den Darm* 79

Es wurden nicht nur hartnäckige Fälle von Diarrhoe, sondern –
wie zu erwarten – umgekehrt auch Stuhlverstopfungen geheilt.
Pollen hatte auf ungünstig veränderte Darmfloren eine verbes-
sernde Wirkung. Das zeigte sich auch bei Flatulenz, Dyspep-
sien und Blähungen; die Beschwerden verschwanden unter
Umständen schon nach wenigen Tagen Pollenanwendung.

Alain Caillas hat in seinem Pollenbuch *Le Pollen, sa récolte et
ses usages* (1959) des weiteren Appetitförderung, bessere Nah-
rungsverwertung und verbesserte Gehirndurchblutung ange-
führt. Zur speziellen Prostatabehandlung kommen wir noch.

Der Schweizer Arzt Dr. Josef Gürtler [49] hat in seiner
Studie die hervorragende Wirkung des Pollenpräparates Apisflor bei Appetitlosigkeit, Untergewicht und Schwächezustän-
den nachgewiesen. 50 Patienten bekamen täglich drei Kapseln
zu 0,5 Gramm Reinpollen. Von 27 Patienten mit schwerer
kavernöser Lungentuberkulose erfuhren bereits im ersten
Monat 24 eine Besserung. Am Ende des dritten Monats wurde
(vorheriges Untergewicht – 8,9 Kilogramm) eine durchschnittliche Gewichtszunahme von 4,3 Kilogramm registriert. Nur bei
drei Patienten hatte die Pollenkur keinen Erfolg. Von zehn
Rekonvaleszenten (ohne Tbc) sprachen alle (durchschnittliche
Gewichtszunahme 7,2 Kilogramm) auf die Pollendiät an.

Gab es Unverträglichkeitserscheinungen? Gürtler kommen-
tiert: »Vier Patienten mußten wegen Magenbeschwerden, ein
Patient wegen allergischen Ekzems aussetzen.« Das kommt –
gerade bei Pollen – bisweilen vor. Die einzige Abhilfe heißt
dann: absetzen.

Gürtler führt abschließend aus: »Obwohl wir das Gefühl
hatten, daß eine Tagesdosis von 1,5 Gramm Apisflor sicher als
zu tief bezeichnet werden muß, wollten wir gerade unter
schwierigen Bedingungen ein Bild von den Ergebnissen
bekommen... man darf sagen, daß dieses Ergebnis sehr

befriedigend erscheint, als gerade nur solche Patienten mit
kavernöser Lungentuberkulose ausgewählt wurden, welche bei
Verabreichung von Anabolica, Tonica und Appetittropfen
(Tinct. amara und andere) nicht zugenommen hatten« [49;
281].

Der praktische Arzt Dr. Siegmund Schmidt (»Naturheilverfahren« ist auf seinem Praxisschild eigens angekündigt) berichtet über 101 verschiedene Patienten, die er mit Pollen behandelte. Die nachstehende Tabelle gibt über Indikationen und
Erfolge Auskunft:

| Zahl der Erkrankten | Krankheit | Hei- lung | Besse- rung | unbeein- flußt |
|---|---|---|---|---|
| 40 | Zerebralsklerosen Alterskrankheiten | 10 | 22 | 8 |
| 20 | Leberschäden | 4 | 16 | – |
| 4 | Patienten mit Intoxikationen | 4 | – | – |
| 20 | Prostataadenom | – | 15 | 5 |
| 5 | Durchblutungsstörungen (Raynaud) | 3 | 2 | – |
| 8 | schulmüde, geistig träge Schulkinder | 5 | 3 | – |
| 4 | Strahlenschäden nach Kobaltbestrahlungen | 4 | – | – |

Über Strahlenschäden wird noch in einem späteren Kapitel
berichtet. Schmidt vermeldet Erfolge mit Pollen als »Psycho-
statikum im Sinne eines Wohlbefindens... ich konnte durch
Pollen Schlafstörungen, Schulmüdigkeit, Mangelkrankheiten,
hormonale Fehlregulationen sowie Haarausfall beseitigen und

*Pollen für den Darm* 81

Zerebralsklerosen und apoplektischen Insulten vorbeugen ...
durch den Gehalt an Tryptophan wirkt Pollen auch gegen
Haarausfall und anregend auf geistige Leistungen, ohne aufzu-
putschen. In meiner Praxis konnte ich bei fünf von acht
schulmüden und geistig trägen Kindern mit Pollen nach zwölf
Wochen alle Beschwerden beseitigen. Bei drei Schülern besserte sich ihr Zustand. Die geistige Leistung zeigte sich in den
Schulzeugnissen. Vor der Behandlung waren die Noten 4–5,
nach der Behandlung wurden sie 2–3. Die strapazierten Eltern
waren hier mit den Kindern die Glücklichsten. (Wirkungen der
Glutaminsäure, Rutin usw.) Außerdem konnte von vierzig
Zerebralsklerosen mit starker Erhöhung des Cholesterinwer-
tes bei zehn Patienten im Laufe von drei Monaten mit Pollen
die Gedächtnisstörungen und Konzentrationsschwäche völlig
beseitigt werden. Bei zweiundzwanzig betagten Kranken trat
eine wesentliche Besserung ein, acht reagierten kaum. (Wirkung durch Rutin, Glutaminsäure und Ribonukleinsäuren.)
Erhöhte Cholesterinwerte normalisierten sich. Auch erzielte
ich bei Durchblutungsstörungen der Beine günstige Ergebnisse. Von fünf Patienten mit Raynaud konnte ich drei erheblich bessern. Die Ulcera trophicans heilten bei drei Patienten
ab.«

Aus Rumänien liegen Berichte über hervorragende Erfahrungen mit Pollen bei Behandlung schwerer Lebererkrankungen vor [62]. Hoffnungslose Fälle von Leberzirrhose und
anderen chronischen Leberschäden konnten gebessert werden.
Pollen fördert diesen Erkenntnissen zufolge die Glykogenspeicherung und die Entgiftungsfunktion der Leber; Lebergifte
werden beschleunigt ausgeschieden. P.-G. Seeger aus Falkensee erklärt in einer wissenschaftlichen Untersuchung diese
Wirkung mit Verbesserung der Zellatmung. Da diese Wirkung
inzwischen auch für zahlreiche Karzinomfälle (Magen, Leber,

Lunge) bestätigt ist, geben wir hier Seegers zusammenfassende Darstellung gekürzt wieder: »Die Antikrebswirkung durch Pollen-Diät-Zellfit beruht auf der restituierenden und normalisierenden Wirkung auf den Zellstoffwechsel, wodurch die pathogene Zellstoffwechselentgleisung aufgehalten und zurückgedreht wird ... die inaktivierten und zerstörten Atmungsfermente Cytochrome, Succinodehydrase, Diaphorase, Katalase, Coenzym A usw. werden ersetzt. Seeger und Schacht (1960) konnten mit Hilfe der elektrochemischen Zellatmungsmessung die herabgesetzte Atmung von hochvirulenten Mäuseasziteskarzinomzellen feststellen und durch Zusatz von Pollen eine Aktivierung der Atmung um 200 Prozent erreichen ... die Wasserstoffakzeption und damit die Initialzündung der Oxydation innerhalb der Zelle wird durch Carotin, Xanthophyll und Farbstoffe des Pollens außerordentlich aktiviert ... die für einen normalen Ablauf des Zellstoffwechsels lebenswichtigen Vitamine A, $B_1$, Vitamin-B-Komplex und Vitamin C werden substituiert, das in der verkrebsenden Zelle bestehende Defizit wird beseitigt« [110].

Weiter berichtet Seeger:

»Der gestörte Eiweißstoffwechsel (Zitronensäurezyklus) wird durch Lieferung essentieller Aminosäuren und Methionin und Threonin, die entgiftend wirken, normalisiert.

Das intrazellulär entstandene Defizit an K, Ca, Mg, Mn und Si wird aufgefüllt, dadurch werden Blockaden im Zitronensäurezyklus durch Mg, Ca und Mn aufgehoben, das bioelektrische Zellpotential (in der krebskranken Zelle auf ⅙ bis ⅓ gesunken) wird normalisiert, das östrogene Übergewicht der Krebszelle wird durch die Androgene des Pollens kompensiert.

Diese multifaktorielle therapeutische Wirkung der Pollen-Diät-Zellfit erklärt auch die Wirkung des Pollens in der klinischen Anwendung durch die rumänischen Kliniker C. Hristea

*Pollen für den Darm* 83

und M. Jalomiteanu (1967/71) bei Leberparenchymschäden, Affektionen der Gallenwege, Lebererkrankungen, Zirrhosen, die geheilt werden konnten, und die Erfolge bei Patienten mit Magen-Neoplasmen, die durch täglich 2- bis 3mal 15–20 Gramm Pollen in 50 Gramm Honig innerhalb von zwei bis vier Monaten erheblich gebessert und über fünf Jahre am Leben und arbeitsfähig erhalten werden konnten. In der urologischen Klinik in Lund wurden akute und chronische Enterokolitiden und Prostataerkrankungen erfolgreich mit Pollen behandelt« [110].

An der Strahlenstation der Wiener Universitätsfrauenkliniken haben der Arzt Dr. Peter Hernuss und Mitarbeiter einen breitangelegten Versuch mit Pollen unternommen. An Genitalkarzinomen erkrankte Frauen bekamen zusätzlich zur Bestrahlung Pollendiät; eine Kontrollgruppe bekam Bestrahlungen ohne Pollen. Ausgewertet wurde durch objektive Untersuchungen (zum Beispiel Blut- und Leberwerte) und durch subjektive Bewertung durch die Patientinnen (Fragebögen):

1. Pollen bewirkte einen Anstieg der Erythrozytenwerte (rote Blutkörperchen).
2. Einige Leberenzyme zeigten höhere (Glutamat-Oxalacetat-Transaminase), andere (alkalische Phosphatase) niederere Werte als die in der pollenlosen Kontrollgruppe: »Möglicherweise ist ein günstiger Einfluß der Pollendiät auf den Leberstoffwechsel für diese Veränderungen verantwortlich zu machen.«
3. Gesamteiweiß im Serum war signifikant bei Pollendiät erhöht: »Die bei malignen Prozessen übliche Reduzierung des Gesamteiweißes scheint unter der Pollendiät geringer zu werden.«
4. Die Globuline waren ebenso signifikant erhöht – ein Zei-

chen für die Stimulierung der Körperabwehr durch die Pollengaben.

5. Cholesterin war signifikant gesenkt: »Dies ist wahrscheinlich durch den Einfluß der Pollendiät auf den Fettstoffwechsel zu erklären« (Hernuss).

Die Befragung der Patientinnen ergab mit Pollendiät eine »augenfällige Verringerung der Strahlennebenwirkungen« [54].

Damit ist die Wirkung des Pollens freilich noch nicht am Ende.

Mehr durch Zufall kamen schwedische Forscher 1952 darauf, daß Pollen auch bei chronischer Prostatitis wirksam war. Wichtig war, daß hohe Dosen – an die sechs Kapseln täglich – regelmäßig während mehrerer Wochen eingenommen werden mußten. Die Entzündungen heilten ab, auch bildeten sich Adenome zurück. Die Pollenbehandlung wurde daraufhin an mehreren schwedischen Kliniken eingeführt, mit dem Hauptanwendungsbereich: Nachbehandlung nach Operationen von Prostata-Adenomen. Das war zu dieser Zeit ein Akt ungemeinen Fortschritts. Inzwischen hat man festgestellt, daß regelmäßige Einnahme von Pollen (noch besser: Pollen-Gelée-royale-Kombination) auch eine vorbeugende Wirkung hat. Männern ab einem bestimmten Alter (über 50, besser noch ab 45) wäre, um Prostata-Beschwerden vorzubeugen, täglich mindestens eine Kapsel anzuraten. Das ist gewiß kein absoluter Schutz (die Ursachen für Prostata-Erkrankungen sind vielfältig), aber eine beträchtliche Verringerung des Risikos.

# Gelée royale – ein ganz besonderer Saft

Der Saft, den die Bienen zwischen ihrem sechsten und zehnten Lebenstag aus der Futtersaftdrüse im Kopf (Zeichnung auf Seite 26) ausscheiden, heißt Weiselfuttersaft, Futtersaft, Speichel oder Gelée royale. Er ist vergleichbar der Muttermilch – und er enthält alles, was die junge Bienenlarve zu ihrer Entwicklung braucht. Wie berichtet, erhält die Larve, aus der eine Königin werden soll, nur Gelée royale, während die Babydiät der Arbeiterinnen am dritten Tag ihres Larvendaseins auf Pollen und Honig umgestellt wird.

Der Imker gewinnt den kostbaren Saft mit einem üblen, die Bienen täuschenden Trick: Er gaukelt ihnen Weiselzellen vor – oder er nimmt am dritten Tag die Larven aus den Zellen (was zu deren Tod führt), um zum Futtersaft zu kommen. Gelée royale hält sich, wenn der Zutritt von Wasser ausgeschlossen ist (luftdicht verschlossenes Gefäß), unter Lichtschutz (dunkles Glas) im normalen Kühlschrank bei ungefähr 5 Grad Celsius monatelang.

Gelée-royale-Spezialisten freilich bedienen sich zur Haltbarmachung größerer Mengen der Gefriertrocknung. Im Vakuum bei etwa minus 50 Grad Celsius wird dem Gelée royale das Wasser entzogen. Die weißen Plättchen halten sich beliebig lange. Löst man sie in Wasser, so hat man voll wirksames Gelée royale.

Chemisch gesehen besteht frischer Futtersaft aus 67 Prozent Wasser und 33 Prozent Trockensubstanz. In dieser sind 12 Prozent Eiweißstoffe (Proteine), 6,5 Prozent Fette, 12,5 Prozent Monosaccharide (einfache Zucker), 82 Prozent Asche (Mineralstoffe) und 2,8 Prozent nicht identifizierbare Substanzen (manchmal auch als »Faktor R« erwähnt) enthalten. An Vitaminen wurden Pantothensäure, Thiamin, Riboflavin, Pyridoxin, Niacin und Folsäure gefunden; auch Wuchsstoffe (Hormone) kommen vor. Vor allem im französischen Sprachraum hat man sich seit den Forschungen Chauvins (1922) intensiv mit Gelée royale befaßt – was schon aus der gängigen Bezeichnung ablesbar ist. In Deutschland steht man der Sache reservierter gegenüber – eine Einstellung, die von den Eigenschaften des reinen, frischen Futtersaftes her verständlich ist; er schmeckt scharf (ein bißchen nach Phenol, also Karbolsäure) und sauer (pH 4) und ist gelblichtrüb bis gallertig.

Tatsächlich konnten auf mehreren Imker-Kongressen keine klaren Indikationen für die Behandlung mit Gelée royale genannt werden. Die Literatur ist voll von »Probierern«. Gelée royale wurde bei Arteriosklerose und anderen Alterserscheinungen, bei Unterernährung und Gewebsschwund, bei Verdauungsstörungen, Mongolismus und Avitaminosen, bei Drüsenstörungen und Hautkrankheiten verwendet. Gesichert ist heute von alledem nur die Wirkung auf die Haut.

Gesichert ist auch die Erkenntnis, daß Gelée royale vor allem in Kombinationspräparaten seinen Platz hat, dort am besten zur Geltung kommt und sich auf diese Weise auch am besten hält.

Paul Urban, der den Anstoß zu diesem Buch gab und der die Firma Melbrosin International aufgebaut hat, ist einer der wenigen Könner auf diesem heiklen Gebiet. Seine Pollenpräparate sind deswegen Spitzenerzeugnisse, weil sie Pollen *und* Gelée royale in ausgewogener Form enthalten, die allein die Wirksamkeit sicherstellen. In Form von Kapseln sind Melbrosia executive oder Melbrosia pour les dames zwar nicht ewig, aber doch lange Zeit haltbar. Aus eigener Erfahrung kann ich sagen: Der synergistische Effekt scheint die Hauptwirkung zu

*Gelée royale – ein ganz besonderer Saft* 87

sein. Man ist an eine Art homöopathischer Potenzierung zu denken geneigt – 500 Milligramm Pollen sind rund 50 Milligramm Gelée royale »zugesellt« . . .

Einen bemerkenswerten Doppelblindtest – darunter tut man es in der modernen klinischen Medizin nicht – unternahm der jugoslawische Gynäkologe DDr. Izet Osmanagić in den Jahren 1978 und 1979 an der medizinischen Fakultät der Universität Sarajevo. Eine Gruppe Patienten bekommt das zu testende Präparat, eine zweite (Kontroll-)Gruppe eine wirkstofffreie Tablette, ein sogenanntes Placebo. Wenn der Patient nicht weiß, ob er Medikament oder Placebo bekommt, spricht man von einem Blindversuch; weiß auch der Arzt nicht Bescheid, wer was bekommt, heißt das Doppelblindtest.

Grundüberlegung war, daß der Befruchtungsvorgang beim Menschen ganz ähnlich dem der Pflanze ist; daß mithin mit Pollen in Fällen von Unfruchtbarkeit geholfen werden könnte. Warum sollte sozusagen das alte assyrische Befruchtungsritual nicht auch auf müde, sexuell kaum interessierte, unfruchtbare und impotente Männer übertragen werden können?

An seiner und benachbarten Kliniken fand Osmanagić 78 Männer, deren Ehen kein Kind entsprossen und in denen mit hoher Wahrscheinlichkeit nicht die Frau der »schuldige« Teil war. 38 von ihnen bekamen die aus Pollen und Gelée royale bestehende Wirkstoffkombination Melbrosia executive, die Kontrollgruppe von ebenfalls 38 Männern das Placebo. Osmanagić merkt in seiner Veröffentlichung an, daß die Verabreichung eines Placebos »ethisch nicht ganz gerechtfertigt ist, weil die Patienten, die sich an uns wenden, ja Hilfe erwarten« – aber er kann sich damit trösten, daß immerhin vier Männer der Placebo-Gruppe eine Besserung ihres Zustandes meldeten. Auch ohne Wirkstoff, nur mit »Psychologie« sozusagen . . .

Medizinisch gesehen versteht man unter Potenz zweierlei:

Die Fähigkeit, den Geschlechtsakt auszuführen (potentia coeundi) sowie die Zeugungsfähigkeit (potentia generandi). Ein Drittes ist das Verlangen (Libido), und im Zuge seiner Untersuchungen kam Osmanagić drauf, daß die drei Faktoren stark zusammenhängen.

Für die Zeugungsfähigkeit spielt der Zustand des Spermas eine wichtige Rolle. Es kommt auf die Zahl und die Beweglichkeit der Spermien an – und gerade hier konnte man von der Kraft des Pollens viel erwarten. Denn Pollen enthält viel Fructose (Fruchtzucker), der als Energiespender für die Spermien dient, und die Aminosäuren Arginin, Histidin und Glycin wiederum sind für die Spermienproduktion in den Hoden von Wichtigkeit. Ähnlich wirksam sind die Wuchsstoffe (Auxine) und die pflanzlichen Hormone (Phytosterole) aus dem Gelée royale – und nicht zuletzt die Pantothensäure.

Die Patienten mußten zwei Kapseln Melbrosia executive pro Tag nehmen. Und schon nach wenigen Tagen zeigte sich, daß aus vordem müden Männern nicht nur interessierte Liebhaber geworden waren, sondern daß auch die Zahl der Spermien und deren Beweglichkeit zugenommen hatte. Am Ende der 14 Testmonate konnte Osmanagić in der Gruppe jener, die Pollen und Gelée royale bekommen hatten, 5 sehr gute, 24 gute und 5 schwache Ergebnisse verzeichnen. Vier Patienten waren nicht mehr zur Kontrolluntersuchung erschienen. In der Kontrollgruppe (Placebo, ohne Wirkstoff), gab es kein sehr gutes, 4 gute und 28 schwache Ergebnisse [90].

Damit wurde im Doppelblindversuch zweifelsfrei (85,3 Prozent Erfolgsrate bei Melbrosia executive) bewiesen, daß Pollen und Gelée royale nicht nur die Potenz steigern (damit im Zusammenhang stand die Verbesserung des physischen und psychischen Allgemeinzustandes), es häufiger zum Beischlaf kam und auch die Qualität und Intensität der Empfindungen sich verbesserte, sondern daß sie in dieser Kombination imstande sind, die Zahl, Kraft und Beweglichkeit der Spermien zu erhöhen.

In drei Fällen trat die erwünschte Schwangerschaft ein – und das, obwohl es sich »um Oligoasthenospermie 2. und 3. Grades und langdauernde Unfruchtbarkeit vor der Behandlung« (Osmanagić) gehandelt hatte. (Oligoasthenospermie: Zu wenige und zu schwache Spermien.)

Pollen und Gelée royale helfen freilich nicht nur Männern.

## Ein Freund auch der Frauen

Die Erfahrung hat gezeigt, daß bestimmte Pollenarten von Frauen besser vertragen werden. Urban hat auf jahrhunderte-alter Erfahrung aufbauend durch eigene Beobachtungen her-ausgefunden, daß sich aus speziellen Pollen (welchen sagt er nicht) und Gelée royale ein besonderes Präparat für Frauen herstellen läßt – Melbrosia p.l.d. (»pour les dames« – für die Frauen). Selbstverständlich kann, so versichern die Hersteller, Melbrosia executive ebenso von Frauen und das Damenpräpa-rat ebenso von Männern genommen werden. Aber das volle Spektrum seiner Wirkung entfaltet Melbrosia p.l.d. eben nur bei Frauen.

Denn diese haben ihre eigenen Probleme.

Da ist zunächst der Eintritt des jungen Mädchens in die Geschlechtsreife; das Kennenlernen der neuen hormonalen Situation. Im schulischen Leistungsstreß will sich die Periode oft nicht richtig einstellen. Oder: Wenn sie da ist, ist sie äußerst schmerzhaft.

Später kommt die Belastung des Berufslebens, die eines Haushalts mit Kindern; vielfach gibt es eine Doppelbelastung

Beruf/Haushalt. Gerade für die berufstätige Frau ist es wichtig, nicht nur Kraft zu haben und gut auszusehen, sondern auch psychische Abwehrkräfte zu entwickeln.

In reiferen Lebensjahren ist es neuerlich das hormonale Geschehen, das den Körper der Frau durcheinanderbringt. Der Wechsel, das Klimakterium mit seinen Gewichts- und Figurproblemen, aber auch mit Blutdruckbeschwerden, Wallungen und Kopfschmerzen kann unter Umständen viele Jahre dauern. Hier ist qualifizierte Hilfe vielbedankt. Und ganz wichtig ist es, daß Medikamente gut verträglich sein müssen und keine Nebenwirkungen haben dürfen, da sie eben oft Jahre hindurch genommen werden müssen.

In allen genannten Fällen bringen Pollen, Gelée royale und das Bienenkittharz Propolis die erwünschte Hilfe – und ganz ohne Nebenwirkungen. Der Gynäkologe Osmanagić, von dem bereits die Rede war, hat auch auf diesem Gebiet mehrere Untersuchungen angesellt.

## Eine Kapsel unter der Zunge

23 junge Mädchen im Alter zwischen 18 und 22 Jahren, die zum Teil an äußerst schmerzhafter Menstruation und zumeist begleitet von Kopfschmerz, Brechreiz, Erbrechen, Ohnmacht und Schwäche litten oder die wegen ausgesprochener Infantilität (Gebärmutter und andere weibliche Organe unterentwickelt) in Osmanagić' Klinik behandelt wurden, bekamen sechzig Tage lang täglich eine Kapsel Melbrosia. Die Einnahme erfolgte, der besseren Wirksamkeit wegen, sublingual. Man legt die Kapsel unter die Zunge und läßt sie dort zergehen.

Am Ende des Behandlungszeitraumes waren sechs Mädchen (26,1 Prozent) vollkommen schmerzfrei, und bei weiteren

*Eine Kapsel unter der Zunge*

zwölf (52,2 Prozent) waren die Schmerzen so weit zurückgegangen, daß Osmanagić den Erfolg der Behandlung als »gut« bezeichnen konnte. Nur geringfügige Besserung gab es bei drei Mädchen (13,1 Prozent), überhaupt kein Einfluß wurde bei zweien (8,6 Prozent) festgestellt. Wegen Unverträglichkeit mußte eine Patientin mit der Behandlung sofort bei Beginn aufhören.

Rechnet man die »sehr guten« und »guten« Fälle, also jene, bei denen eine klare, definite Wirkung des Pollen-Geléeroyale-Präparats zu bemerken war, zusammen, kommt man auf den stolzen Prozentsatz von 78,3.

Umgangssprachlich ausgedrückt: Mehr als drei Viertel der mit Melbrosia behandelten Patientinnen war mit dieser Methode geholfen worden [90].

Ähnliche Erfahrungen berichtet der Gynäkologe Dr. Bogdan Tekavcic von der Frauenklinik Ljubljana (Laibach) in Slowenien. Er machte einen Doppelblindtest mit zwei Gruppen von jeweils 30 Mädchen zwischen 18 und 22 Jahren, die zum Teil an Asthenie (Schwäche, Unfähigkeit zuzunehmen), alle jedoch an unregelmäßiger und schmerzhafter Monatsblutung litten. 30 Mädchen bekamen zwei Monate hindurch eine Kapsel Melbrosin, die zweite Gruppe von ebenfalls 30 Mädchen ebenfalls eine genau gleich aussehende Kapsel, aber ohne Wirkstoff.

Nach zwei Monaten zog Tekavcic Bilanz – und auch in Laibach konnte sich die Kraft des Bienenpräparats sehen lassen.:

○ 11 der 14 besonders schwächlichen Mädchen hatten zwischen einem und drei Kilogramm zugenommen. Gewichtszunahmefaktor 78,5 Prozent, das ist hochsignifikant!

○ 12 von 14 behandelten Mädchen verloren ihre Menstruationsschmerzen vollkommen oder beträchtlich – das sind

85,7 Prozent. Auch das ist hochsignifikant. Besonders hervorzuheben: Die meisten Beschwerden waren bereits nach einmonatiger Behandlung verschwunden.

Und wie sahen die »Erfolgswerte« der Kontrollgruppe, also jener Mädchen aus, die wirkstofflose Kapseln (Placebos) bekommen hatten? Gewicht nahmen nur zwei von 13 Mädchen zu (15,3 Prozent, nicht signifikant) und nur drei von 13 (23 Prozent, ebenso unsignifikant) verloren ihre Menstruationsbeschwerden [119].

## Eine lebendige Tradition

An dieser Stelle ist ein Wort darüber notwendig, weshalb hier häufig wissenschaftliche Arbeiten aus Jugoslawien, der Sowjetunion und anderen Ländern des Ostblocks erwähnt werden.

Der Hauptgrund ist, daß Bienen und Bienenprodukte in den Balkanländern, in Polen, der Tschechoslowakei und der Sowjetunion seit Jahrhunderten ihren Platz in Ernährung und Volksmedizin haben. Viele Staaten haben sogar eigene Forschungsinstitute hierfür. Eines der bekanntesten ist das Apimondia-Institut in Bukarest, und die Rumänen sind stolz darauf, daß »ihre« Bienen seit Jahrtausenden dem Menschen dienen. Weitere Institute gibt es in Jugoslawien und in der Sowjetunion, und auch in Polen, in der Tschechoslowakei und in der Deutschen Demokratischen Republik befassen sich Dutzende Wissenschaftler mit »Doktor Biene«.

Aus vielen, und nicht zuletzt aus politischen und wirtschaftlichen Gründen, hat sich die potente westliche Pharmaindustrie in den Oststaaten nicht etablieren können. Mehr als im Westen ist im Osten die Tradition der Naturheilkunde lebendig geblieben, und einer ihrer wichtigsten Zweige ist eben die Bienen-

*Verläßliche Hilfe im Klimakterium* 93

heilkunde. Freilich gibt es auch in den USA Forscher, die sich für Bienen und deren Produkte interessieren. Etwa die Lee Foundation for Nutritional Research of Milwaukee. Diese stellte bereits 1963 in einer Studie fest, daß »Pollen eine so perfekt ausgewogene Substanz ist, daß man von ihr allein leben kann«.

Glücklicherweise sind die Vorurteile gegen Naturprodukte im Schwinden. Der hochangesehene und weltbekannte Wiener Professor Karl Fellinger hat zum Beispiel im Österreichischen Fernsehen eine positive Einstellung zu bewährten Naturheilmitteln bekundet.

## Verläßliche Hilfe im Klimakterium

Zurück zur Praxis. Tekavcic als Chef einer großstädtischen Klinik verfügte über ideales »Patientenmaterial« (ungehöriger, aber in der Medizin eingebürgerter Ausdruck), um die Wirksamkeit des Pollens zu testen.

Zu ihm kamen Frauen mit klaren klimakterischen Beschwerden, deren Hormonsystem bereits »abgeschaltet« hatte, bei denen also die Menopause eingetreten war. Andererseits gab es solche gleichen Alters mit Menstruation, die ebenfalls an klimakterischen Beschwerden litten – was der Mediziner Präklimakterium nennt.

Denen, die sie durchgemacht haben, sind diese Symptome wohlbekannt: Schwitzen, plötzliches Hitzegefühl (meist im Gesicht oder überhaupt im Kopf), auch als Wallungen bekannt, Schwindel, Schlaflosigkeit, Ohrensausen, Neigung zu Ohnmachtsanfällen, Parästhesien, Schmerzen in der Herzgegend, Atemnot, erhöhter Blutdruck und zumeist nächtliche Schmerzen in Muskeln, Gelenken und Knochen sowie Magen-

und Darmbeschwerden, die vom heftigen Durchfall bis zur hartnäckigen Verstopfung reichen können. Das alles ist kein Wunder: Der weibliche Organismus, durch Jahrzehnte an die Regelblutung gewöhnt, muß nun nicht nur mit der neuen hormonalen Situation fertig werden, sondern auch mit den nunmehr im Körper gestauten Stoffen, die vordem leicht auszuscheiden waren.

Tekavcic beschloß, die Probe aufs Exempel zu machen. Er teilte 80 Patientinnen im Präklimakterium (also noch menstruierende Frauen, die aber ausgeprägte Beschwerden hatten), Alter zwischen 40 und 55 Jahre, in zwei Gruppen. Die eine bekam täglich eine Kapsel Melbrosia p.l.d. in der Früh auf nüchternen Magen durch zwei Monate hindurch, die zweite ein wirkstofffreies Placebo.

Eine leicht zugängliche Meßgröße ist das Körpergewicht: Nahezu alle in den Wechsel kommende Frauen setzen »Matronenspeck« an. 20 der insgesamt 38 Frauen umfassenden Melbrosia-Gruppe verloren während der Behandlung Gewicht, mit 52,6 Prozent Gewichtsverlust ein signifikantes Ergebnis. In der Placebo-Gruppe waren es nur 4 von 36 Frauen (11,1 Prozent).

Die wichtigste Bewertung indes erfolgte über den sogenannten klimakterischen Index (KI). Durch Befragung wurde der Schweregrad der klimakterischen Beschwerden erhoben, sowohl vor als auch nach der Behandlung. Und Tekavcic war selbst überrascht: 35 der 38 mit dem Präparat behandelten Frauen verzeichneten nach diesem Monat entweder völliges Verschwinden der Beschwerden oder weitgehende Besserung – in Prozenten: 92,1. Und bei 17 der 38 Frauen waren diese Beschwerden vor der Behandlung wirklich sehr, sehr stark. Dagegen reduzierte sich der KI in der Kontrollgruppe nur bei 9 von 36 Frauen (25 Prozent).

*Verläßliche Hilfe im Klimakterium* 95

Ein weiterer Versuch an 80 Patientinnen in der Menopause (zwischen 40 und 65 Jahren alt) überzeugte Tekavcic schließlich völlig. Die Gewichtsabnahme verlief aus naheliegenden Gründen zwar weniger spektakulär als in der ersten Versuchsreihe (»nur« 18 von 37 Frauen nahmen ab, das sind 48 Prozent), wogegen es in der Kontrollgruppe lediglich 7 von 38 waren; aber bereits beim Klimakterischen Index gab es wieder beachtlichen Erfolg: 34 von 37 mit Melbrosia p.l.d. behandelten Frauen meldeten volle Heilung oder weitestgehende und dauerhafte Besserung – das sind wiederum 91,8 Prozent. (Kontrollgruppe: Besserung lediglich in zehn von 38 Fällen, das sind 26,3 Prozent.) Auch hier lief die Behandlung zwei Monate lang.

Es hieße Eulen nach Athen oder Pollen nach Sarajevo tragen, wenn man ausdrücklich erwähnen müßte, daß Gynäkologe Osmanagić zu nahezu deckungsgleichen Ergebnissen kam: »Die große Mehrheit der kranken Frauen (90 Prozent) zeigt auf dieses Heilmittel eine mehr oder minder deutlich erkennbare positive Wirkung.«

Diese besteht nicht zuletzt darin, daß Pollen auch auf Haut und Bindegewebe kräftig wirkt und den Frauen ein erheblich jüngeres Aussehen verleiht, als ihren Jahren entspricht. Der australische Fernsehstar Hazel Philips, der seit Jahren zu den treuesten Melbrosia-Fans gehört, sagt: »Alle Welt glaubt, ich nehme eine Verjüngungspille! Danke Ihnen vielmals...«

Für die, die es genau wissen wollen: Osmanagić gab 32 Frauen den Wirkstoff und 32 weiteren ein Placebo. Im ersten Fall trat schon am fünften Behandlungstag eine Besserung des Zustandes auf, und nach fünfzehntägiger Behandlung waren die Beschwerden auf ein Minimum gesunken. Insbesondere hatten die Gefäßschmerzen, die seelischen Zustände sowie die Verdauungsstörungen nachgelassen. In der Kontrollgruppe kam es zu keinen wesentlichen Zustandsänderungen. Osmanagić: »Aufgrund der Ergebnisse [mit Melbrosia executive und Melbrosia p.l.d., der Verf.] empfehlen die Autoren dieses als äußerst wirkungsvolles Medikament bei Beschwerden im Klimakterium und in der Menopause sowie bei Frauen mit ›Ausfallsstörungen‹, das heißt bei Patientinnen, an denen nach medizinischer Indikation eine Kastration vorgenommen wurde. Bei 81,2 Prozent der untersuchten Frauen sind nach Behandlung mit diesem Präparat die Beschwerden entweder vollkommen verschwunden oder bedeutend vermindert worden, was ausdrücklich signifikant ist.«

Aufbauend auf den Osmanagić-Arbeiten hat der bekannte Hamburger Gynäkologe Dr. Werner Salomon gleichartige Untersuchungen angestellt, da »immer mehr Frauen in den Wechseljahren aus medizinischer Indikation keine Hormone zum Ausgleich des beginnenden Hormondefizits einnehmen dürfen. Auch wird die Zahl der Frauen, die aus persönlichen Gründen Hormone ablehnen, immer größer« [103].

Mit Melbrosia p.l.d. behandelte Salomon in einer Feldstudie 48 Frauen im Alter zwischen 40 und 65 Jahren. »Vor Behandlungsbeginn fiel besonders auf: Alle 48 Frauen klagten mehr oder weniger über Hitzewallungen und Konzentrationsschwäche, 46 gaben zusätzlich Nervosität, Schlaflosigkeit und Nachtschweiß an, 44 litten unter Herzjagen... Nach den ersten zehn Therapietagen ergab die erneute Befragung einen deutlichen Rückgang bei Nervosität, Schlaflosigkeit, Konzentrationsschwäche, Hitzewallungen und Nachtschweiß.«

Nach 20 Behandlungstagen war der Zustand noch besser. Am Ende der Feldstudie, nach 30 Behandlungstagen, lautete das Ergebnis:

*Verläßliche Hilfe im Klimakterium* 97

| Gruppe | Alter | Gesamtzahl | beschwerdefrei |
|--------|-------|------------|----------------|
| I | 41–50 | 17 | 13 (86%) |
| II | 51–60 | 27 | 19 (70%) |
| III | 61–70 | 4 | 1 (25%) |

Beeindruckend ist vor allem die Wirkung von Melbrosia p.l.d. in der Gruppe I der 41- bis 50jährigen: hier genasen 86 Prozent! Salomon fand auch heraus, daß Berufstätige auf die Behandlung besser ansprachen als Nichtberufstätige; die Prozentsätze: 82,8 gegenüber 53,4.

Und der Autor darf aus eigenem Wissen hinzufügen: Mit Melbrosia p.l.d. hat man gegen klimakterische Beschwerden eine wirklich präzis treffende Waffe in der Hand. Meist stellt sich Besserung innerhalb von zehn Tagen ein. Aber auch wenn dies nicht der Fall ist, verliere man nur nicht die Geduld. Oft zeigt die Behandlung erst nach mehreren Wochen Erfolg, aber dann dafür meist um so nachhaltiger.

# Krebs und Strahlenkrankheit

Krebs, diese entsetzliche Geißel des zwanzigsten Jahrhunderts, ist hauptsächlich deswegen so problematisch, weil die offizielle Medizin die Kranken auf drei Therapien festlegt: Stahl, Strahl und Chemotherapie.

Die Krebssterblichkeit indes ist, wie auch in der offiziellen Literatur nachzulesen ist, unverändert: es verschieben sich lediglich die Häufigkeiten. In Österreich geht zum Beispiel der Magen- und Darmkrebs zurück, dagegen ist der Lungenkrebs im Vormarsch [115].

Für andere Behandlungen ist kein Platz in der universitären Medizin, und was der Herr Ordinarius ablehnt, wird daher auch von der Krankenversicherung nicht anerkannt. Mithin hat jeder, der als Krebskranker die drei offiziellen Therapien überstanden hat und entweder als »gesund« oder »zum Sterben« (auch das kommt vor!) heimgeschickt worden ist, erstens selbst den Weg zur Naturheilkunde zu finden und zweitens hübsch selbst zu zahlen. Zeitungen und das Fernsehen, die wiederholt das Problem dieser unzureichenden Therapie sowie das der ungelösten Nachbehandlung aufgegriffen haben, haben immerhin die Bildung von Selbsthilfegruppen erreicht; dort informiert und hilft ein Kranker dem anderen.

Der Wiener Schulmediziner Dr. Richard Stöger hat in einem sehr lesenswerten Buch [115] recht offen naturheilkundliche Maßnahmen empfohlen. Der Kärntner Arzt Dr. Smolnig ist sogar der Meinung, daß Krebs reversibel sei (das heißt, daß eine Krebszelle sich in eine gesunde, nicht entartete zurückverwandeln kann) – eine Theorie, die die Schulmedizin nicht anerkennt [112]. Ich als Laie weiß das nicht, denke aber, daß es besser ist, sich als Krebskranker an einen Arzt zu halten, der mit dem Kranken (und *mit* der Natur, nicht gegen sie!) kämpft als ihn aufgibt. Daß Krebs grundsätzlich heilbar ist, hat nicht nur Gerson [48] eindrucksvoll bewiesen, sondern auch viele andere (Breuß, Snegotska, Brauchle) kommen zu diesem Ergebnis. Es ist nicht so sehr einmal eine Frage des Aufwandes, der bei Gersons tumoraggressiver Diät sehr hoch ist, sondern in erster Linie eine der Diät und des Verhaltens.

Wie bei allen Systemerkrankungen (Herz- und Kreislauferkrankungen, multiple Sklerose) ist eine möglichst breit angelegte Behandlung angezeigt. Richtige, sparsame Ernährung zur richtigen Tageszeit spielt eine ebenso wichtige Rolle wie ausreichend Schlaf, Frischluft, angenehme Umgebung und entsprechende psychische Behandlung [126; 147ff.].

Es gibt Krebskranke, die nicht mehr gesund zu machen sind, bei denen sogar die nahezu übermenschliche Kunst der großen Außenseiter (Issels, Ardenne, Smolnig, Felbermayer) versagt – aber das ist eher die Ausnahme als die Regel. Vorsicht: Viele Mediziner wollen uns die Unausweichlichkeit des Krebsgeschehens als Regel einreden, weil sie nicht weiter wissen! Grundsätzlich hat man jedoch Alternativen zu suchen und um sein Leben zu kämpfen.

Nun wäre es vermessen zu behaupten, Bienenprodukte seien wirksam gegen Krebs. Das sind sie wirklich nicht, weder Pollen noch Gelée royale noch das Bienenkittharz Propolis töten Krebszellen. Aber im Kapitel »Pollen« wurde Seegers Arbeit zitiert, wie Pollen die Zellatmung krebsigen Gewebes zu verbessern imstande ist.

Denn der Kampf gegen den Krebs besteht nicht allein im Töten des Feindes. Wie bereits dargelegt wurde, wirken Pollen und Gelée royale aufbauend, und die Propolis wirkt desinfizierend, mithin gegen Mikroorganismen jeder Art. Hat man nun einen Krebskranken vor sich, dessen Organismus geschwächt ist und dringend der Stärkung bedarf und der gegen Infektionen anfällig ist, dann wird man nicht fehl in der Annahme gehen, daß mit diesen Produkten auch Krebskranken geholfen werden kann, und sogar recht erheblich.

Russische Untersuchungen haben ergeben, daß Imker nicht nur eine überdurchschnittliche Lebenserwartung haben, sondern überdies fast nie an Krebs erkranken. An Zufall vermag ich nicht recht zu glauben.

## Die Strahlenkrankheit besiegt

Krebs ist ein drängend-dringendes Problem, und der Scharlatane und Wunderheiler sind so viele auf diesem Gebiet, daß man gut daran tut, jede Aussage zu belegen. Hier wird bewiesen, daß nicht nur Pollen allein den Allgemeinzustand des Krebskranken zu bessern imstande ist, sondern daß es Kombinationspräparate Pollen-Gelée royale in besonderem Maße sind. Zu konservativen ärztlichen Maßnahmen (zum Beispiel Strahlentherapie) bilden sie eine wertvolle Unterstützung. Aus der zitierten Untersuchung von Hernuss kann man auch erkennen, daß der Widerstand gegen Naturheilkunde an den Kliniken wenn schon nicht im Schwinden, so zumindest in Aufweichung begriffen ist.

Der bereits zitierte Sarajevoer Professor Osmanagić bemerkte, daß Pollen und Gelée royale eine positive Wirkung bei Patientinnen entfaltet hatten, die wegen Krebs operiert und bestrahlt worden waren.

Sechzehn durch Operation oder Bestrahlung totaloperierte Patientinnen bekamen von Osmanagić Melbrosia-p.l.d.-Kapseln, und zwar bis zu zwei pro Tag, jeweils auf nüchternen

Magen eine halbe Stunde vor dem Essen. Und schon nach zehn Tagen war der regenerative Effekt voll bemerkbar: »Als Folge der Strahlenkrankheit sind besonders die parenchymatösen und die blutbildenden Organe, also die Leber und das Knochenmark, geschädigt. Und gerade hier war die Wirkung am deutlichsten sichtbar« [90]. Der Allgemeinzustand besserte sich so, daß fast alle Frauen ihrer normalen Arbeit nachgehen konnten – nach schwerer Strahlenkrankheit mit Übelkeit, Bettlägerigkeit und anderen Symptomen.

Auch als die Bestrahlung fortgesetzt wurde, blieb der Leberbefund von zehn der 16 Patientinnen normal, obwohl er vor der Behandlung sehr schlecht war. Das rote Blutbild verbesserte sich bei neun Frauen, das weiße desgleichen bei neun [90].

Diese Beobachtungen motivierten andere Ärzte, der Sache nachzugehen. Der Internist Dr. Franz Klemens Feiks vom Klosterneuburger Spital (in der Nähe von Wien) beobachtete 17 Patientinnen, die im Zuge starker Röntgenbestrahlung (250 Röntgen pro Sitzung, zumeist zehn Sitzungen!) nichts mehr essen konnten, sich ständig erbrachen und von schrecklicher Übelkeit gequält wurden. Hohe Vitamindosen, Anabolika und übliche medikamentöse Therapie waren wirkungslos. Feiks, von Freunden auf die Osmanagić-Beobachtungen aufmerksam gemacht, gab den 17 Frauen drei Wochen lang täglich drei Melbrosia-p.l.d.-Kapseln. Ergebnis: Die Symptome der Strahlenkrankheit verschwanden in allen Fällen vollständig.

Nun ging Feiks einen Schritt weiter. 37 Patientinnen erhielten bereits *vor* der Bestrahlung Melbrosin, und nur bei einer einzigen trat Strahlenkrankheit auf. Als besonders eindrucksvoll merkt Feiks in seiner Veröffentlichung an, daß eine Frau aus familiären Gründen die Behandlung für eine Woche unterbrechen mußte. Obwohl sie keine Bestrahlung bekam, trat

*Die Strahlenkrankheit besiegt* 103

doch der gefürchtete Strahlenkater auf – weil sie kein Melbrosin genommen hatte [36].

Eine Kontrollgruppe umfaßte 30 Patientinnen: Diese erhielten Bestrahlung ohne Pollenpräparat. Hier erkrankten sieben Frauen am Strahlensymptom.

Als wichtiger Nebeneffekt zeigte sich, daß der gerade bei bestrahlten Krebskranken so gefürchtete Gewichtsverlust in Grenzen gehalten werden konnte. Während in der Kontrollgruppe jede Frau durchschnittlich 1,2 Kilogramm Körpergewicht verlor, waren es in der Melbrosia-Gruppe lediglich 0,3 Kilogramm.

Eine weitere bemerkenswerte wissenschaftliche Arbeit über Krebs und Pollen/Gelée royale lieferten die indonesischen Ärzte Didid Tjindarbumi, Evert Poetiray und Togar Simandjuntak von der chirurgischen Universitätsklinik in Djakarta. Sie und ihr Klinikschef Oetama fanden die Arbeiten von Osmanagić und Feiks interessant genug, um sie zum Nutzen ihrer eigenen krebskranken Patienten zu überprüfen.

Nach einem Zufallssystem wählten sie 60 Krebskranke (52 Frauen, 8 Männer) in verschiedenen Stadien ihrer Krankheit aus. Aufgegebene und Inoperable waren ebenso darunter wie Operierte und Bestrahlte. Alle bekamen dreimal täglich vor dem Essen ihre Florapoll-Kapsel, ebenfalls eine Pollen-Geléeroyale-Mischung.

Nach acht Monaten Beobachtung – und die Ärzte plagten sich nicht nur mit Blut- und Harnanalysen, sondern legten auch auf die Beurteilung des Aussehens und die Aussagen ihrer Patienten großen Wert – stellten sie fest:

○ Es gab keine Abnahme des Körpergewichts mehr. Nach sechs Wochen Florapoll-Behandlung hatte jeder Krebskranke im Durchschnitt 0,6 Kilogramm zugenommen.

○ 41 Patienten (70 Prozent) fühlten sich subjektiv besser und erhöhten ihre Aktivitäten: sie waren widerstandsfähiger, machten längere Spaziergänge.

○ 55 Patienten (90 Prozent) registrierten erhöhten Appetit. Dieser hielt bis zur vierten Woche nach der Behandlung an und fiel dann rapide wieder ab. Die zehn Prozent Patienten, die weiterhin ohne Appetit waren, waren die Schwerstkranken.

○ Darmtätigkeit und Stuhlgang (Normalisierung, keine Durchfälle und Verstopfungen im Zuge der Bestrahlungen) verbesserten sich bei 42 Patienten (70 Prozent). Die restlichen 18 Patienten meldeten keine Änderung. Sie hatten schon vor der Behandlung keine Stuhlprobleme gehabt.

○ 60 Prozent der Behandelten meldeten besseren und tieferen Schlaf. Dieser ist besonders für Krebspatienten sehr wichtig. Gerade gute Schläfer verlieren am wenigsten an Gewicht oder nehmen sogar zu.

Die Ärzte bemerkten, daß der Krebstumor von Florapoll »offensichtlich direkt nicht betroffen« wurde, überdies seien »Größenänderungen an Tumoren sehr schwer festzustellen«. Nur drei Patienten klagten über erhöhte Temperatur im Bereich der Krebsgeschwulst, welche Feststellung die Ärzte indes nicht bestätigen konnten.

Gab es Nebenwirkungen? Gerade bei Pollen- und Bienenpräparaten herrscht die Meinung vor, daß Allergien häufig seien, doch in der langjährigen Praxis der Pollenspezialisten fanden sich kaum Pollenallergien, auch nicht bei notorischen Allergikern.

Feiks meldete zehn Prozent von Urticaria (Nesselausschlag). Die indonesischen Ärzte, die ihre Patienten ja acht Monate hindurch beobachteten, fanden keinen solchen Ausschlag, jedoch

*Ein Überlebensmittel?* 105

○ zwei Fälle von subjektiv erhöhter Körpertemperatur sowie
○ drei Fälle von Schlafstörungen.

Konsequente Behandlungen mit dem Pollen-Gelée-royale-Präparat führte nach jeweils zehn Tagen zum Ende der Beschwerden. Ein einziger Patient weigerte sich wegen heftiger Schweißausbrüche, die Behandlung fortzusetzen [123].

Wenn man abschließend eine Feststellung treffen kann, dann wohl die: Nichts ist für den Krebskranken wesentlicher, als ihm eine positive Einstellung zu seiner Krankheit zu vermitteln. Ihm die Gewißheit zu geben, daß es mit seinem Körper und seiner Seele nicht bergab, sondern bergauf geht. Ich glaube, daß diese Bienenprodukte den Beweis erbracht haben, daß sie dabei dem Krebskranken wesentlich helfen können.

Und im Gegensatz zur Röntgenbestrahlung und zu den Zytostatika (chemische Medikamente, die das Zellwachstum hemmen; freilich nicht nur das der Krebszellen, sondern auch der gesunden) ist in den Produkten von »Doktor Biene« das älteste und wichtigste Prinzip, Nil nocere, wirksam: nicht schaden.

## Ein Überlebensmittel?

Das wichtigste Entgiftungsorgan des Körpers ist die Leber. Daß diese bei einem von Homotoxinen überschwemmten Krebskranken schwerst belastet, überfordert und häufig metastasiert (von Krebs-Tochtergeschwülsten befallen) ist, liegt auf der Hand. Jede Chemotherapie, jede Strahlenbehandlung, setzt zusätzliche Stoffe frei, die von der Leber abgebaut werden müssen. Ionisierende Strahlen haben es an sich, daß sie die körpereigene Abwehr schädigen, und das ist neben primären

Verbrennungen die Hauptgefahr bei radioaktiven Zwischen-
fällen.

Wir müssen nicht gleich an weltweite Katastrophen wie etwa
einen Atomkrieg denken – es genügt ein relativ begrenzter
Reaktorunfall, wie dies in den letzten Jahren mehrmals vor-
kam. In Ballungsgebieten können Dutzende, Hunderte von
Menschen betroffen und unter Umständen zu langem Siechtum
verurteilt sein. Klingt es da nicht hoffnungsvoll, wenn Wissenschaftler herausgefunden haben, daß Pollen-Gelée-royale-Präparate eine ungemein entgiftende und regenerative Wirkung
haben? Daß sie der Leber regelrecht die Energie spenden
können, die diese zum Abbauen der Toxine braucht?

Osmanagić hat an nicht weniger als 78 Patienten, die an zum
Teil schwerer Strahlenkrankheit litten (Kontrollgruppe mit
Placebo ebenfalls 78 Patienten)), diese Heilwirkung eindrucksvoll demonstrieren können: »Nach der Anwendung von Melbrosia konnten wir feststellen, daß eine Zustandsverbesserung
verschiedenen Grades bei 88,8 Prozent der Behandelten
erreicht und daß nur bei 11,2 Prozent der gewünschte Effekt
nicht erzielt wurde.« Die Kontrollgruppe zeigte nahezu überhaupt keine Reaktion.

Ich glaube, man sollte sich diese Wirkstoffkombination
merken. Es scheint wirklich ein Überlebensmittel zu sein, nicht
nur in Fällen wie in Three Mile Island...

## Qualität ist unersetzbar

Qualität kann durch nichts ersetzt werden – dieser Satz gilt vor
allem in der Heilkunst.

Ich sage ganz bewußt, »Heilkunst«, denn Begabung ist
ebenso unerläßlich wie gute, fundierte Ausbildung. Aber:

*Qualität ist unersetzbar* 107

»Zum Arzt ist man geboren, und die Begriffe ›Arzt‹ und ›Doktor der Medizin‹ müssen sich nicht decken«, sagte mir Prof. Dr. Gottfried Kellner, Ordinarius für Histologie und Embryologie an der medizinischen Fakultät der Universität Wien. Vor ihm formulierte der Geheime Medizinalrat Prof. Dr. Ernst Schweninger, der an Bismarck die Kraft der Naturheilkunde demonstrierte (andere Ärzte mit ihren schulischen Methoden hatten zuvor versagt): »Ich glaube noch immer, daß die beste Einreihung für uns Ärzte die unter die Künstler ist ... Der Künstler wird geboren und erlernt dann sein Handwerk...« [109].

Nicht Titel und die Zahl der (oft abgeschriebenen) Veröffentlichungen entscheiden über das Können eines Arztes, nicht falsch verstandene Wissenschaftlichkeit und nicht seine Position innerhalb der Ärztehierarchie. Entscheidend ist, was er für seine Patienten tut.

Auf diesem Gebiet schließt Quantität Qualität aus.

So lautet einer meiner ersten Ratschläge an alle, die Hilfe suchen: Raus aus der Tretmühle! Besinnen! Nachdenken! In diesem Do-ut-des-System, in diesem Teufelskreis von Nehmen und Gebenmüssen, kann kaum ein Mensch gesund werden und schon gar nicht im offiziellen Gesundheitssystem mit der Krankenschein-Automatik: Fünf Minuten hat der Kassenarzt für einen Patienten – sonst rentiert es sich nicht.

Man sieht: Von Qualität ist in der offiziellen Medizin selten die Rede. Der Ganzheitsmediziner, der naturheilkundlich Erfahrene (das muß durchaus nicht ein Arzt, sondern kann auch ein Heilpraktiker oder ein Gesundheitsberater sein), sieht den Menschen anders – weil jeder Mensch anders ist.

In den vorhergegangenen Kapiteln habe ich zu zeigen versucht, welch heilsame Wirkung Pollen und Gelée royale – am besten in der bekannten Kombination von Kapselpräparaten –

haben können. Hierin steckt wirklich eine erhebliche Portion Erfahrung, Beobachtung, Kenntnis von der Natur, von kosmischen Zusammenhängen, aber auch Demut, Einsicht in Schicksalhaftigkeiten, Wissen, daß nicht immer alles machbar ist.

Millionen Menschen auf der ganzen Welt, die Wert auf Jugendfrische auch im Alter, auf Spannkraft, Leistungsfähigkeit und nicht nur auf körperliche, sondern auch auf geistige Beweglichkeit legen, nehmen täglich ein Pollen-Gelée-royale-Präparat; viele von ihnen eine Melbrosia-Kapsel. Am besten sollte man sie eine halbe Stunde vor der ersten Mahlzeit unter der Zunge zergehen lassen.

Es muß auch nicht Melbrosin sein. Ich habe dieses wiederholt an mir und Dutzenden Menschen im Bekanntenkreis verwendet, aber es gibt sicherlich auch viele andere gute Präparate. Man muß lediglich darauf achten, daß die verarbeiteten Pollen sauber sind, aber hier reguliert die Natur meistens selbst: giftiger Pollen vergiftet auch die Bienen. Da hat der Imker dann mit einem Volk eben einen bedauerlichen Verlust erlitten – aber er weiß, daß er den Pollen dieses Volkes auszuscheiden hat.

Gelée royale ist das teuerste Bienenprodukt, und daher spart so mancher Produzent. Das aber ist falsch. Unter 30 Milligramm pro Tag nützt Gelée royale nicht. In schweren Fällen muß man die doppelte und dreifache Dosis geben.

Übrigens gibt es nicht nur Kapseln. Als besonderes Stärkungs- und Anregungsmittel nicht nur für Ältere (Herzstützung durch Birnendicksaft), sondern auch für Kinder und Jugendliche (Erkältungskrankheiten, Schulstreß) ist Melbrosin-Propolis entwickelt worden: eine honigähnliche Masse aus Birnensaft, Weizenkeimen, Pollen, Propolis und Gelée royale.

Die Zentraleuropäer sind, wenn es um Gesundheitsfragen geht, eher g'schamig, so kann ich hier die Namen der vielen

*Qualität ist unersetzbar* 109

Prominenten von Showbusineß und Bühne, die sich mit Pollenpräparaten fit halten, nicht preisgeben. Aber der bereits erwähnte australische Fernsehstar Hazel Philips, die hochbetagte, aber von unglaublicher Vitalität erfüllte britische Autorin Barbara Cartland und der ermordete ägyptische Staatspräsident Anwar el Sadat dürfen genannt werden.

In England, das eine Menge auf Sport und Fair play hält, ist »Doping« mit Pollenpräparaten unter Athleten gang und gäbe, eben weil es sich nicht um Doping, sondern um eine erlaubte Zusatznahrung handelt. Fußball- und Rugbymannschaften, Sportschützen, der Boxer Cassius Clay (alias Muhammad Ali), Gewichtheber, Läufer und Skispringer nützen die kräftigende Wirkung von Blütenstaub und Gelée royale.

»Schönheit muß von innen kommen.« Diesen Satz prägte der große französische Naturheiler Maurice Mességué. Er, der selbst ein Kosmetikimperium kommandiert, meint damit: Gesichtswässerchen, Masken, Lotionen und Creme können einer Frau viel helfen. Aber sie sind eben nur Hilfsmittel für das Gesamtheits-Schönheitsprogramm.

»Gesundheit ist Schönheit« schrieb William Shenstone anno 1764 – und genau das meint Mességué. Mit unreinem Blut, schlecht funktionierendem Darm, chronischer Nikotin- und Alkoholvergiftung oder noch schlimmeren, den ganzen Organismus treffenden Krankheiten werden makellose Schönheit, ein reiner Teint, eine straffe Haut nicht zu erreichen sein.

Wer alles ins Reich der Fabel verdammen will, weil er es für Einbildung hält, dem sei abschließend ein zumindest diesen Einwand entkräftender Versuch erzählt. Ein Reitstallbesitzer, unterstützt von einem Tierarzt, verpaßte seinen Pferden vor Wettkämpfen als Zusatznahrung Pollen mit Gelée royale. Der Trainer stellte zu seiner Freude nicht nur fest, daß sich die Leistungsfähigkeit der Tiere erhöht, die Nervosität gesenkt

110 *Krebs und Strahlenkrankheit*

und die Konzentrationsfähigkeit stark verbessert hatten, sondern der Tierarzt freute sich ganz besonders über das glänzende Fell und darüber, daß »schadhafte« Hautstellen innerhalb weniger Tage verschwunden waren. Einziger Wermutstropfen: Ein Pferd braucht eine beachtliche Menge Pollen.

Gewiß, und das sollte abschließend noch gesagt werden, läßt sich Gelée royale auch in Kombination mit Honig anwenden. In einem Viertelkilogramm Honig sollten 6 Gramm Gelée royale gelöst (und gleichmäßig verteilt) werden. Nun nimmt man kurmäßig 21 Tage lang täglich morgens auf nüchternen Magen einen Teelöffel dieses Honigs. Man läßt ihn langsam im Mund zergehen, damit die wertvollen Stoffe, wie schon gezeigt wurde, bereits über die Mund- und Zungenschleimhäute wirken können. Wichtig: Diesen Honig sollte man besonders lichtgeschützt und im Kühlschrank bei 4 bis 8 Grad Celsius aufbewahren. So hält er sich Monate. Zwei Kuren jährlich, eine im Frühjahr, eine im Herbst, werden empfohlen.

Gelée royale hat auch eine gute Wirkung auf die Haut, bei Unreinheiten, Akne, Ekzemen, Altersflecken und Narben. Man legt es entweder als Honig (in der oben beschriebenen Mischung) oder in Form geeigneter, von kosmetischen Firmen angebotener Präparate auf.

# Geheime Kommandosache Propolis

Noch vor kurzer Zeit war die Propolis eine Sache für wenige Eingeweihte. Sogar offizielle Lebensmittelchemiker und Pharmazieprofessoren hielten Propolis für einen Phantasienamen. Wie hätten sie es auch anders wissen sollen, gehörten doch weder der römische Naturforscher Plinius [97] noch der griechische Arzt Dioskorides [27] zu ihrer Lektüre.

Nun könnte man noch einwenden, das Bienenkittharz Propolis, ein hochwirksames Antibiotikum, sei eben durch moderne Pharmazeutika besser zu ersetzen.

Erstens ist Propolis nicht ersetzt worden, denn um etwas zu ersetzen, muß man es vorher gekannt haben – und das läßt sich nun von den Pharmazeuten der Gegenwart nicht behaupten. Und das »besser« stimmt schon gar nicht.

Auch ohne die nun schon langweilig gewordene naturheilkundliche Lamentatio über den Unfug mit Antibiotika läßt sich sagen: Die Wirksamkeit von Penicillin, Streptomycin, Chloramphenicol und aller anderen Antibiotika (auch sie sind Naturstoffe!) in Ehren – viele Krankheiten sind mit ihnen besiegt worden. Aber ihre rücksichtslose Breitbandanwendung hat weltweit resistente Bakterienstämme und wuchernde Pilze entstehen lassen, die der Menschheit noch viel gefährlicher werden können als die vordem auch anders ganz gut zu beherrschenden Bakterien. Mit Propolis wäre das alles nicht passiert.

Hinter der »geheimen Kommandosache« Propolis verbirgt sich das griechische Wort Πρόπολις. Es heißt schlicht »vor der Stadt« und meint metaphorisch die Wächter – jene, die der Kommune feindliche Dinge abwehren.

Und es deutet bereits auf die Verwendung. Die Substanz verhindert, daß Krankheiten in den Stock eindringen. Infektionen haben bei einem Bienenvolk verheerende Wirkungen, und mit Propolis sorgen diese Tiere selbst vor.

Wer den Ausdruck geprägt hat, läßt sich heute nicht mehr feststellen. Man darf als sicher annehmen, daß Varro, Plinius und Dioskorides – diejenigen antiken Autoren, die am ausführlichsten über Bienenprodukte berichteten – aufzeichneten, was schon lange in Gebrauch war. Marcus Terentius Varro schrieb: »Propolis nennen sie [eine Substanz], aus der sie [die Bienen] im Hochsommer beim Eingang des Bienenstocks einen Schutz bauen. Die Substanz wird unter demselben Namen von Ärzten für Salbenumschläge verwendet, weshalb sie teurer kommt als Honig in der Via Sacra« [129].

Varro schreibt auch über das Bienenbrot (den Wabenpollen). Es war schon damals erheblich kostbarer und teurer als Honig und wurde Erithace genannt. Auch Aristoteles kannte es. Obwohl Allrounder (vor allem Philologe, Politiker und Historiker), wußte Varro erstaunlich gut über das Verhalten der Bienen Bescheid, zum Beispiel, daß sie Honig, Pollen, Propolis und Wachs nicht von derselben Pflanze holen.

Plinius unterscheidet gar zwischen drei harzähnlichen Stoffen, nämlich Commosis, Pissoceros und Propolis, und alle drei sind »von beträchtlichem ärztlichen Nutzen« [97; 11,4].

*Geheime Kommandosache Propolis*                                   113

Obwohl kein Arzt, kennt Plinius Propolis doch als Bestandteil ziehender Salben. Er berichtet, daß sie Schmerzen lindert
und eingefressene Dornen beseitigt. Galen weiß Propolis
ebenso zu benutzen wie Alexander Trallianus und der Frauen-
arzt Moschion, und der berühmte Dioskorides schreibt:»Propolis [ist zu sammeln], die gelbe und wohlriechende und auch in
sehr trockenen Zustand [immer] weiche und leicht mastixähn-
lich zu streichende [Substanz]. Sie ist sehr warm und hat
Zugkraft; sie zieht Dornen und Splitter heraus. In Dampf-
[Rauch-]form hilft sie gegen alten Husten, und aufgetragen
nimmt sie Flechten weg. Man findet sie bei den Mündungen der
Bienenstöcke, und ihre Natur ist wachsähnlich.« Diese Stelle
haben wir zu Beginn des Kapitels im Faksimilie abgedruckt –
aus einer Handschrift des zehnten Jahrhunderts aus Byzanz
(mit freundlicher Genehmigung der Österreichischen Nationalbibliothek, Wien [27; II, 84].

Man wundert sich, daß diese Tradition später unterbrochen
wurde. Auch viele zeitgenössische Imker scheinen nicht
Bescheid zu wissen, ansonsten sie nicht mit Rundbrief zur
Produktion qualitativ hochwertiger Propolis aufgefordert werden müßten.

Immerhin hat sich in den letzten Jahren so etwas wie eine
Propolis-Internationale gebildet. Viele an Bienenheilkunde
Interessierte sind darangegangen, die sehr unterschiedlichen
Ausgangsprodukte zu standardisieren, zu analysieren und neue
Anwendungen zu erschließen. Schwerpunkte sind Rumänien,
Jugoslawien, die Sowjetunion, Polen. ČSSR, Österreich,
Dänemark, Schweden und die Schweiz [4].

## Propolis enthält (fast) alles

Bienen kleiden mit Propolis ihren Stock oder ihre Baumhöhle aus und verkitten damit Risse, daher der deutsche Name Kittharz. Die Ausdrücke »Vorwachs« und »Vorstoß« haben sich nicht einbürgern können. Mit Propolis wird das Flugloch verengt und wetterfest gemacht, und alle als Fremdkörper empfundene Gegenstände werden damit überzogen. Das kann ein Leichnam sein, der zu groß ist, als daß er weggeschafft werden könnte, etwa der einer Schlange oder einer Maus. Diese Kadaver werden von den Bienen so geschickt mit Propolis und auch Wachs überzogen, daß sie einbalsamierten Mumien gleichen und somit keine Infektionsgefahr für den Stock darstellen. Es kann sich aber auch um ein Gitter handeln, das der Imker als »Propolisfalle« in den Stock gestellt hat, um ein möglichst reines Produkt (frei von Bienenteilen, Holz und Sand) zu erhalten. Propolis ist das wichtigste Hygienemittel im Bienenstock.

Sie wird hauptsächlich von Pappeln, Roßkastanien und Nadelbäumen, aber auch von Birken, Ulmen, Erlen und Buchen eingebracht. Bevorzugte Sammelzeit sind die Mittagsstunden der Hochsommertage von 10 bis 15 Uhr. Das leuchtet ein. Baumharz ist eine zähe Masse, und die Bienen nützen instinktiv die Zeit der größten Tageswärme, da die Viskosität des Harzes dann am geringsten ist.

Auch ist der Ertrag von Propolis abhängig von der Art der Biene, den klimatischen Bedingungen und den Gegebenheiten des Stockes. *Apis mellifica ligustica,* die in Italien weitverbreitete Honigbiene, gilt als schlechte Propolissammlerin, ebenso *Apis mellifica mellifera,* die »Schwarze Biene«, die in Frankreich daheim ist. *Apis mellifica carnica,* eine speziell in Österreich (auch für den Export) gezüchtete Rasse, die von Züch-

*Propolis enthält (fast) alles*                                   115

tern sehr geschätzt wird wegen ihrer Emsigkeit (sie hat zum
Nektarsammeln einen besonders langen Rüssel) und ihrer
geringen Stechlust, sammelt auch Propolis. Die beste »Propolissammlerin« indes ist die in Osteuropa verbreitete *Apis
mellifica caucasica,* die kaukasische Biene.

Die Liste dessen, was man in Propolis alles gefunden hat, ist
lang und wird täglich länger; hier ist die Forschung in vollem
Fluß. Man hat zwischen 10 und 70 Prozent Harze, 14 bis 40
Prozent Wachs, 2 bis 10 Prozent Öle und 3 bis 25 Prozent
unlösliche Bestandteile gefunden. Es kommen vor: Flavone,
Betulen, Vanillin und Isovanillin, Zimtsäure und Zimtalkohol,
Sorbinsäure, Quercetin, Kaffeesäure, Ferrulsäure, Aminosäu-
ren (meist aus dem Pollenanteil, der an die 5 Prozent beträgt),
die Vitamine E, H und P sowie etliche des B-Komplexes, dann
Fettsäuren (hauptsächlich Myristinsäure) und eine Menge Spu-
renelemente wie Zink, Vanadin, Eisen und Kupfer. Zucker
(Mono- und Polysaccharide), Glucoside, Tannate, ätherische
Öle und Enzyme ergänzen das reichhaltige Angebot. Ist schon
Pollen eine Welt für sich – Propolis ist es in erhöhtem Maße.
Überspitzt könnte man sagen: Es scheint fast nichts zu geben,
was in Propolis nicht enthalten wäre.

Insbesondere in Ostdeutschland haben sich Forscher der
Propolis-Inhaltsstoffe angenommen. Schneidewind, Metzner
und Mitarbeiter (Luther-Universität Halle an der Saale) haben
sich unter anderem mit Pinocembrin (5,7-Dihydroxyflavanon)
befaßt und herausgefunden, daß es eine hervorragende Wirkung gegen Schmarotzerpilze entfaltet. Kaffeesäureester zeigen ähnliche Eigenschaften. Es gab Stoffe, die überhaupt zum
ersten Mal entdeckt wurden, zum Beispiel Pectolinarisenin
(Quercetin-3,3'-dimethyläther), und andere (Salansin, Rhamnocitrin, Sakuranetin, p-Kumarinsäurebenzylester und Pino-
banksin-3-Azetat), von denen man inzwischen weiß, daß sie am

antibiotischen Wirkstoffspektrum beteiligt sind, [82, 83, 84, 106, 107].

Geht man von den Details weg und betrachtet die »Komposition«, die natürliche Harmonie der Propolis, so versteht man, daß hier Wechselbeziehungen der Pflanzen untereinander zum Tragen kommen. Es sind, allgemein gesprochen, Pflanzeninhaltsstoffe, die einander in ihrer Wirkung ergänzen und potenzieren. Der deutsche Botaniker Hans Molisch und nach ihm von Haller haben sich mit den Phytonziden befaßt. Phytonzide sind Stoffe, die in Pflanzen entstehen und von diesen ausgeschieden werden, um die Wechselbeziehungen mit der Umwelt (Pflanzen, Tieren und Menschen) in Gang zu halten. Ascorbinsäure, Vitamin C, ist zum Beispiel so ein Phytonzid. »Phytonzid« heißt es aus der Sicht der Pflanze, »Vitamin« (also lebensnotwendiger Stoff) aus der Sicht des Menschen.

Von der Pflanze aus gesehen ist Propolis ein Phytonzid. Verschiedene Bäume sondern Harz zu ihrem Schutz nach Verletzungen ab [50]. Die Biene sammelt dieses Harz, gibt Fermente dazu, und dann braucht es der Mensch nur nach der Biene zu sammeln, zu reinigen und anzuwenden. Eine gewaltige, harmonisierende, heilende Kraft steckt in diesem – nun, was soll man jetzt sagen: Pflanzen- oder Bienenprodukt? – Kittharz.

## Von Mumien und Tuberkulose

Im alten Ägypten wurde Propolis zum Einbalsamieren von Mumien verwendet, die Griechen legten sie auf Wunden, das alles deutet schon auf die antibakteriellen, antiviralen und antimykotischen Eigenschaften hin. In mehreren Kriegen der Neuzeit hat man Brand- und Schußwunden mit Propolis bestri-

*Von Mumien und Tuberkulose* 117

chen und erreichte damit schnelle und komplikationslose Heilung. In der grusinischen Volksmedizin wird Propolis zur Desinfektion und beschleunigten Heilung des Nabels bei Neugeborenen verwendet. Ältere Herrschaften bereiten eine Paste aus gleichen Teilen Honig, Olivenöl und Propolis und reiben sich damit Zähne und Zahnfleisch ein gegen Parodontose und Karies.

In Europa haben nach dem Zweiten Weltkrieg dänische Forscher festgestellt, daß Propolis den Wuchs von Tuberkelbazillen hemmt. Spätere Untersuchungen ergaben, daß Propolisproben gegen 24 von 39 untersuchten Bakterienstämmen und gegen alle 20 von 20 untersuchten Pilzen (!) wirksam waren. Besonders wichtig: Propolis wirkt gegen Salmonella typhi – einen gerade in der letzten Zeit häufig auftretenden Erreger.

Die slowakischen Forscher Čižmárik und Trupl testeten Propolis an 18 Arten von Hautpilzen (mehr als 40 Stämme) und fanden das Bienenharz in Konzentration (je nach Pilzart) von 0,1 bis 2 Prozent wirksam. In einer weiteren Arbeit berichten sie über die »besonders hohe Wirkung von Propolis auf grampositive Bakterien, insbesondere auf 35 Stämme von Staphylococcus aureus, die aus klinischem Material mit unterschiedlichen Resistenzgrad (bis Multirestistenz) stammen«: Der Extrakt wirkt in zweiprozentiger Konzentration »verläßlich bakterizid«. Auf gramnegative Bakterien ist die Wirkung dagegen »überraschend unterschiedlich« [21, 22].

Der polnische Professor Stanislaw Scheller untersuchte die für lästige Scheidenentzündungen verantwortlichen Mikroorganismen Candida albicans, Candida paracrusei und Candida pseudotropicale. Auch hier wirkt Propolis hervorragend. Die Substanz wird in Form von Vaginalzäpfchen verabreicht. »Der therapeutische Effekt tritt in 14 Tagen ein, man beobachtet keine Rezidive« [106].

Die Bedeutung dieser Entdeckungen kann wahrscheinlich nur ein Hautarzt richtig würdigen. Schmierinfektionen mit Eitererregern sind ein großes Problem, desgleichen Hautpilze (egal ob auf Füßen, Händen oder in der Scheide) und resistente Bakterien dazu. Welche Hilfe kann hier Propolis bringen!

Halt – treiben wir hier nicht den Teufel mit dem Beelzebub aus? Ist nicht etwa diese Propolis noch schlimmer? Wirkt sie vielleicht nicht noch verheerender auf die wichtige Darmflora (bestehend aus »guten« Bakterien) als die anderen Antibiotika?

Keine Gefahr, das wissen Ärzte seit mehr als 2000 Jahren, und ihr Wissen wurde in der Gegenwart vollkommen bestätigt. Es gibt keine Gewöhnung an Propolis in dem Sinne, daß im Körper resistente Bakterienstämme gezüchtet würden. Es gibt keine Nebeneffekte – außer: etwa ein Prozent der Patienten entwickeln Allergien, insbesondere gegen im Harz enthaltene Pollen. Da muß man sofort absetzen, dann hören die Beschwerden auf. Mit dieser einzigen Ausnahme sind keine Nebenwirkungen bekannt. Und die Medizin verwendet Propolis überdies zur Regelung der Darmfunktion.

Wahrscheinlich ist Propolis sogar in einem Bereich wirksam, wo es bisher wenig Hilfe gab. Wie Osmanagić in einem Großversuch an der Universität Sarajevo [92] zeigen konnte, wirkt Propolis (in diesem Fall wurde es in Honig gelöst gegeben) vorbeugend gegen Grippe und Schnupfen. 63 von 220 Studenten meldeten sich zum Vorbeugetest. Das war 1976 während der großen Hongkonggrippeepidemie, an der in manchen Gegenden bis zu zwei Drittel der Bevölkerung erkrankten. Nach Ende der Epidemie stand fest: Von den Propolis-Essern waren nur sechs erkrankt (9 Prozent), von denen die Hälfte allerdings bereits drei Tage nach Beginn der Behandlung (»eine zu kurze Zeit, um die günstige Wirkung von

*Von Mumien und Tuberkulose* 119

Propolis zum Zug kommen zu lassen«, schrieb Osmanagić)
erkrankten. Es kann also angenommen werden, daß eine
Infektion schon vor dem Versuch vorlag. Von den 157 Studenten der Kontrollgruppe erkrankten 61 (38,8 Prozent). Das läßt
den Schluß zu, daß Propolis auch gegen Viren, vielleicht sogar
gegen Virenbruchstücke, wirkt. Auch Bruchstücke von Viren
können noch pathogen sein.

Eine besonders unangenehme Art sind die Herpes-Viren.
Sie verursachen unter anderem Herpes zoster (Gürtelrose),
Herpes genitalis und Herpes labialis (Stomatitis aphthosa),
jenen lästigen Bläschenausschlag auf Mundschleimhaut, Lip-
pen und im Mundbereich, gegen den es bisher nichts Wirkungsvolles gab. Korrekt sollte man sagen: Mitverursacht, denn auch
hier unterscheidet sich die Auffassung der Ganzheitsmedizin
grundsätzlich von der schulmedizinischen Einwegchemothera-
pie. Diese nimmt irgendeine chemische Substanz und versucht,
den Krankheitserreger zu vergiften; der Ganzheitsmediziner
indes weiß, daß der Erreger einen entsprechenden Boden
vorfinden muß, um gedeihen zu können, und versucht daher,
das Milieu gesund beziehungsweise für den Erreger unverträg-
lich zu machen.

Herpes-Krankheiten sind also zwar nicht lebensbedrohend,
aber lästig. Die Bläschen sind schmerzhaft und jucken. Um das
Milieu zu sanieren, wird man um eine eiweißarme Diät (einen
Arzt für Naturheilverfahren konsultieren!) nicht herumkommen, aber was den Erreger betrifft, kann man sich selbst helfen
– mit Propolis.

Der früher schon erwähnte – Primarius Franz Klemens Feiks
vom Spital Klosterneuburg hat bei Ulcus-Krankheiten so gute
Erfolge mit Propolis erzielt, daß er es – obwohl das gar nicht
sein Hauptarbeitsgebiet ist – auch bei Herpes zoster anwendete
[36]. 21 Patienten legte er einmal täglich eine fünfprozentige

Propolislösung auf deren Bläschen auf. »Bei allen verschwanden die Schmerzen innerhalb von 48 Stunden und kamen nicht wieder. Nur drei Patienten berichteten später von Juckreiz. Bei 19 Patienten heilten die Bläschen ohne Rückfall, nur bei zwei Patienten kamen sie wieder«, kommentierte er seine Ergebnisse. Bemerkenswert war auch, daß sich das Aufsprühen der Propolislösung viel weniger wirksam zeigte: »Wir bevorzugten einen Pinsel«, schrieb Feiks. Propolis in standardisierter alkoholischer Lösung, zum Beispiel als Propoliselixier, ist dafür die geeignete Form. Je nach Provenienz enthalten die handelsüblichen Lösungen 5, 7,5 oder 10 Prozent Propolis. Der schmerzlindernde Effekt tritt nahezu sofort auf, die vollständige Ausheilung dauert begreiflicherweise länger.

## Die lästige Akne

Propolissalbe hilft, wie schon Plinius wußte, bei schlecht heilenden Wunden, Geschwüren und Nervenleiden (an Gürtelrose sind die Nerven mitbeteiligt!). An russischen Kliniken werden hochwirksame Brandsalben verwendet, die Propolis enthalten.

Dieses komplexe Bienenprodukt nützt nicht nur bei schweren Verbrennungen, sondern ebenso bei einem weiteren Hautproblem, der Akne.

Nicht nur Mädchen in den Entwicklungsjahren sind davon betroffen. Aus Wien wird über eine 45jährige Frau berichtet, die seit ihrem fünfzehnten Lebensjahr, also dreißig Jahre lang, an einer schweren Form von Akne (Akne conglobata) am Kinn litt. Dutzende Hautärzte und Kliniken hatten sich an ihr versucht, mit dem gesamten Rüstzeug der modernen Medizin. Man hatte weder mit Antibiotika noch mit Cortison gespart.

Erst die Wiener Ärztin Dr. Edith Lauda versuchte es mit Propolis, und schon »nach zweimaliger Behandlung waren die infiltrierten Hautpartien entzündungsfrei«. Nach wenigen Wochen war die Akne vollkommen abgeheilt.

Daraufhin wurden weitere 59 Patientinnen, die zum Teil seit Jahrzehnten an Akne litten, analog behandelt. Mit Propolissalbe und Propolistinktur konnten nicht weniger als 57 geheilt werden!

## Ein Paradefall von Ischialgie

Noch ein Fall verdient Erwähnung. Er demonstriert besser als viele andere die Nervenwirksamkeit von Propolis, die schon die Ärzte der Antike schätzten.

Der Schwede Bertil Westerlund zog sich als Dreizehnjähriger eine Wirbelsäulenverletzung zu. Ein Jahr später traten heftige Schmerzen auf. Sie wurden bisweilen besser, kehrten aber immer wieder zurück. Als er 46 war und ihm kein Arzt und kein Spital helfen konnte, schickte man Bertil in Frühpension.

Das ist die typische Reaktion des Sozialstaates. Eine Ischialgie, die dreiunddreißig Jahre lang jeder Behandlung widersteht, ist in diesem System nicht vorgesehen. Irgend etwas mußte geschehen (»Ut aliquid fit«, hieß das in der klassischen Wiener medizinischen Schule, »damit etwas geschieht«), also schickte man ihn in Pension.

Damit war zwar das Gewissen der Beamten befriedigt, nicht aber waren Westerlunds Schmerzen beseitigt.

Eines Tages konnte er nicht mehr aus dem Bett. Seine Frau mußte ihn herausheben, stützen und anziehen. Um Zigaretten zu holen, 25 Meter von seiner Haustür entfernt, brauchte er 20 Gehminuten. Jetzt war Bertil Westerlund ein Schwerinvalider.

Glücklicherweise hatte ein Freund von der neuen Propolissalbe aus Österreich gehört. Er überredete Bertil zu einem Versuch – und damit war der Schwede gerettet. Drei Tage Behandlung, drei Tage lang Salbenumschläge, und Bertil konnte wieder gerade gehen. Ein paar Tage später waren die Schmerzen weg, für immer.

Apropos Salbenumschläge: Oben wurde erwähnt, daß die alten Ärzte diese ganz besonders schätzten. Sie wußten schon, warum.

## Tennisarm: 80 Prozent geheilt

Eines der besten Beispiele für die Wirksamkeit von Propolissalbe ist ein weiteres Leiden, gegen das die Schulmedizin entweder gar nichts weiß oder fast immer die Operation empfiehlt: Tennisarm. Das ist eine sehr schmerzhafte Entzündung von Muskel, Sehne, Sehnenscheide (oder allem zusammen) im Ellenbogenbereich. Nicht nur Tennisspieler leiden darunter, sondern viele, deren Unterarme stark belastet sind: Stenotypistinnen, Hausfrauen, Photographen. Hier gibt es nun mit Propolissalbe außerordentliche Erfolge. Man muß die Salbe nur dreimal täglich dick auftragen; in hartnäckigen Fällen wird man um Salbenumschläge (zweimal täglich erneuern) nicht herumkommen. Nach anfänglicher Zunahme der Schmerzen tritt meist am dritten Tag eine spektakuläre Besserung auf, und nach einer Woche sind die Schmerzen meist ganz verschwunden.

Wichtig ist, daß der Arm ruhiggestellt wird und daß man sich mit Bewegungen der kranken Sehne zurückhält. Und auch nach Schmerzfreiheit sollte man den Arm noch schonen, so lange es geht.

In mehr als 80 Prozent auch der hartnäckigsten Fälle brachte die Propolissalbe den heißersehnten Erfolg.

Was mich als Autor besonders freut: Obwohl *Doktor Biene* keine wissenschaftliche, sondern »nur« eine populärwissenschaftliche Publikation ist, haben doch auch Ärzte dazu gegriffen, gemäß dem Paracelsus-Prinzip »Scheue dich nicht, beim gemeinen Manne nachzufragen, ob ein Ding zum Heilmittel geeignet sei«. Etliche haben mich nach der Veröffentlichung des Taschenbuches angerufen oder mir geschrieben, daß sie die Heilwirkungen von Propolis nur bestätigen können. So hat etwa die Wiener praktische Ärztin DDr. Hentschel-Winkler Propolissalbe für die Behandlung von Tennisarm in ihr Heilrepertoire aufgenommen, zum Nutzen zahlreicher Patienten, die vordem weder Linderung noch Heilung erhoffen konnten.

Von Propoliseinpinselungen und Propolissalben ist bei Sehnenscheidenentzündungen auch an anderen Stellen des Körpers Linderung zu erwarten, so auch bei den meist sehr schmerzhaften Schleimbeutelentzündungen.

## Magengeschwüre verschwinden

Auch in der inneren Medizin hat Propolis ihren Platz. Primarius Feiks aus Klosterneuburg, von dem schon die Rede war, hat sich sehr früh für Propolis interessiert. Die alten Ärzte hatten Darmgeschwüre damit behandelt, weshalb sollte das im zwanzigsten Jahrhundert nicht möglich sein?

Im Klosterneuburger Spital beobachtete der Primarius 294 Patienten, die dort wegen Ulcus ventriculi oder Ulcus duodeni (Geschwür des Magens oder des Zwölffingerdarmes) in Behandlung waren. Einer Gruppe, insgesamt 108 Patienten, gab er zusätzlich zur üblichen Behandlung jeweils 15 Minuten vor den Mahlzeiten fünf Tropfen Propolistinktur in einem halben Glas Wasser zu trinken. Die Kontrollgruppe von 186 Patienten bekam die normale Behandlung, jedoch ohne Propolis.

Klinische Beschwerdefreiheit trat ein bei

|  | Propolis-Patienten | Kontrollgruppe |
|---|---|---|
| unter 3 Tagen | 70% | 10% |
| 3 bis 7 Tage | 17% | 15% |
| 7 bis 14 Tage | 5% | 30% |
| über 14 Tage | 3% | 25% |
| nicht | 5% | 20% |
| spätere Operation nötig | 5% | 15% |

Nicht nur schnellere Heilung, sondern auch nachhaltigere, das war das spektakuläre Ergebnis dieses Propolis-Großversuches. Feiks resümiert: »Es waren also nach zwei Wochen nicht nur mehr als 90 Prozent der Propolis-Patienten gegenüber 55 Prozent der Kontrollen beschwerdefrei, es ergab sich auch, daß die Zahl der notwendigen Operationen im Laufe des Krankenhausaufenthaltes auf ein Drittel gesenkt werden konnte« [37, 39].

Das ist eine Wirkung, die primär im Interesse der Patienten liegt – aber gewiß auch in dem der Spitalserhalter und Krankenkassen. Das wäre ein Weg, die Zahl und Dauer der Krankenstände zu senken, vielleicht sogar ein Weg, die der Operationen zu verringern. Resignierend muß jedoch gesagt werden: Seitens der Gesundheitsbehörden hat sich noch niemand dafür interessiert.

»Von zwei Ärzten ist immer derjenige der bessere, der mit dem schonenderen, weil weniger eingreifenden Mittel zum Ziele kommt«, wußte schon Hippokrates. In seiner Ambulanz behandelte Feiks 15 Ulcus-Patienten (nicht im obigen Groß-

*Magengeschwüre verschwinden*                    125

versuch erfaßt) ausschließlich mit Propolistinktur – sonst mit nichts! Ergebnis: 14 wurden gesund. Nur einer mußte später in ein Spital eingewiesen werden.

Feiks: »Eine Patientin kam im Alter von 81 Jahren in meine Behandlung. Sie hatte seit ihrem 69. Lebensjahr ein callöses Ulcus ventriculi [Magengeschwür]. Aus kardialen Gründen [Herz] wurde sie nicht operiert. Die jährlichen Röntgenkontrollen hatten das Ulcus stets unverändert gezeigt. Nach einer sechswöchigen Kur [ambulant] in der angegebenen Weise nur mit Propolistinktur war das Ulcus röntgenologisch abgeheilt. Es trat in der Folge nicht wieder auf, und als die Patienten im Alter von 85 Jahren an einem apoplektischen Insult [Schlaganfall] verstarb, war bei der Obduktion lediglich eine Narbe zu sehen« [39].

In Tierversuchen [75] wurde inzwischen festgestellt, daß Propolis auch das Immunsystem des Körpers anregt, ihre Verwendung in der internen Medizin daher gerechtfertigt ist. Fang Chu, ein Arzt des Huaibei-Spitals in Lienyungkang, Provinz Kiangsu, China, hat weitere Beweise zu diesem Thema.

Aus einer Eingebung heraus hat Fang Chu 45 Patienten, von denen er wußte, daß sie stark erhöhtes Blutfett hatten (darunter Herzkranke, auch nach Infarkten, Hypertoniker und Arteriosklerotiker), einen Monat hindurch dreimal täglich eine Kapsel mit 0,3 Gramm Propolis gegeben. In allen Fällen, so konnte Fang Chu feststellen, ging der Fettspiegel im Blut zurück. »Darüberhinaus wurde ein günstiger Einfluß auf das Herz, auf die Gefäßwände und den gesamten atherosklerotischen Symptomenkomplex registriert« [35].

## Ärger mit der Wirbelsäule

Auch Primarius Dr. Eckl vom Krankenhaus Reutte in Tirol buchte in einem Test – sogar einem Doppelblindversuch! – einen neuerlichen Erfolg für Propolis, und zwar auf einem sehr wichtigen Feld: dem des HWS- und BWS-Syndroms, bei Muskelschmerzen, Lumbago und Arthritis. (Für die Glücklichen, die nie darunter gelitten haben: Unter HWS- und BWS-Syndrom versteht man verschiedenste Beschwerden, die bis zu hartnäckigen, durch nichts zu bekämpfenden Kopfschmerzen reichen können, verursacht von allerlei Unregelmäßigkeiten im Bereich der Hals- und Brustwirbelsäule. Das reicht vom »Peitschenschlageffekt« nach Auffahrunfällen bis zur Spondylarthrose, von simplen Verspannungen im Muskel- und Sehnenbereich bis zur langjährigen Diskopathie [Bandscheibenschaden].)

28 Patienten bekamen Propolissalbe, eine zweite Patientengruppe (ebenfalls 28 Personen) bekam eine wirkstofflose Salbe, ein Placebo. Auch die Ärzte wußten nicht, welche Salbe sie anwendeten. Und das ist das Ergebnis:

|  | Salbe 41 | Salbe 42 |
|---|---|---|
| eindrucksvolle Besserung |  |  |
| nach 2 bis 7 Behandlungstagen | 14 | 5 |
| mäßig gebessert nach 1 bis 5 Tagen | 10 | 14 |
| nicht gebessert | 4 | 9 |

Die wirksame, Propolis enthaltende Salbe mußte, das ist leicht erkennbar, Nr. 41 gewesen sein, Salbe 42 war das Placebo. Chefarzt Eckl:»Im Doppelblindversuch war eine deutliche Überlegenheit der Salbe 41 in den Fällen mit eindrucksvoller Besserung (14 : 5) und in den erfolglos behandelten Fällen

*Ärger mit der Wirbelsäule* 127

(4 : 9) zu verzeichnen... Unsere bisherige Erfahrung mit Melbrosin-Massagecreme wurde damit bestätigt: schnelle und deutliche Schmerzlinderung, Verminderung der Morgensteifigkeit bei peripheren Gelenkkrankheiten, gute Verträglichkeit« [32].

Zahlreiche Ärzte berichten über diese Massagecreme gleiche Erfolge. So etwa der Münchner Dr. Werner Kleine, der viele Patienten mit seit Jahren schmerzhaften Hüft- und Kniegelenken (Arthrosen, also Abnützungs- und Degenerationserscheinungen, waren genauso darunter wie akute Fälle von Arthritis) behandelte. In den meisten Fällen gelang ihm Schmerzfreimachung innerhalb einer Woche. Wo keine Ausheilung zu erzielen war (16 Prozent der Fälle), gingen die Schmerzen immerhin signifikant zurück.

Der Betriebsarzt einer großen Wiener Autofirma, deren Arbeiter ebenfalls unter chronischen Arthritiden (vor allem Gonarthritis, also Kniegelenkentzündung) leiden, verwendet Propolissalbe seit Jahren mit gutem Erfolg.

Und weil wir schon bei den Beinen sind: Russische Fußpfleger »ziehen« seit Jahrzehnten Hühneraugen damit, ebenso wie praktische Ärzte vieler Länder damit akute und chronische Krampfadern behandeln (nur leicht auftragen, nicht massieren!) oder Dermatologen sie gegen eingerissene oder von Pilzen »angefressene« Zehennägel verwenden.

Wenn Sie als Mann oder Frau reiferen Alters unter den sehr lästigen »Crampi« leiden, worunter man Gefäßkrämpfe im Zuge peripherer Durchblutungsstörungen versteht, wie sie vorzugsweise am Abend und in den Beinen auftreten, dann sind Sie mit Propolissalbe bestens bedient. Die müssen Sie – im Gegensatz zur Anwendung bei Krampfadern – kräftig einmassieren. Am besten jeden Abend vor dem Schlafengehen, dann hat die Propolis über Nacht Zeit zu wirken.

## Propolis gegen Entzündungen im Mund

Auch am anderen Ende des Körpers ist Propolis nützlich.
Von der heilenden Wirkung auf schmerzende Aphthen
(Fieberbläschen) wurde bereits berichtet, aber es hilft nahezu
überall: in den Augen bei Bindehaut- oder Lidrandentzündung
(zwei Tropfen Propoliselixier in ein Augenglas [Augenwanne]
mit lauwarmem Wasser, mehrmals täglich spülen), bei Gerstenkorn (Propolissalbe mehrmals täglich dünn auftragen).

Ebenso wirkt sie im Ohr, wobei Entzündungen des inneren
und mittleren Ohres begreiflicherweise weniger gut anspre-
chen, aber bei Abzessen im äußeren Gehörgang hat sich das
Mittel bewährt. HNO-Ärzte, die Propolis entgegen ursprüngli-
cher Vorurteile versuchten, sind von der wundheilenden Wirkung der Salbe nach kleineren chirurgischen Eingriffen am Ohr
erstaunt.

Im Nasen-, Rachen- und Halsraum entfaltet Propolis ebenfalls seine desinfizierende und wundheilende Kraft. Angina,
alle Arten von offenen Stellen, Gingivitis, Zahnschmerzen,
Zahnfäule, Mundgeruch (foetor ex ore), Stinknase (Ozaena)
und viele andere. Beschwerden sprechen gut auf Propolis an.
Die lästige Zivilisations- (oder Degenerations-?)Krankheit
Parodontose, der Zahnfleischschwund, kann bisweilen mit
Propolis geheilt, meist jedoch gebessert werden. Hierfür wurde
ein eigenes Propolisgel entwickelt. Es enthält das Bienenheil-
prinzip in wasserlöslicher Grundlage – denn das Kauen von
roher Propolis oder das Einschmieren des Zahnfleisches mit
fetter Salbe ist nicht jedermanns Sache. Das Gel wird einfach
mit dem Finger aufs Zahnfleisch aufgetragen und unter leich-
tem Druck einmassiert. Für die Bekämpfung von Rachen-
krankheiten (Tonsillitis, Laryngitis) empfiehlt sich Gurgeln:
ein paar Tropfen Propolislösung in ein Glas lauwarmen Was-

*Hilft – nicht immer – bei Schuppenflechte* 129

sers. Oder man nimmt, was noch einfacher ist, bei Bedarf ein
Propoliskaubonbon. Man lutscht es, läßt es im Mund zergehen
und speichelt damit seine Mandeln und den Kehlkopf mit dem
mit Propolis vermischten Speichel ein, eine körperfreundliche,
mithin optimale Anwendung, die auch nach Mandeloperatio-
nen zu empfehlen ist: sie beschleunigt die Wundheilung.

Für Zahnschmerzen ist prinzipiell der Zahnarzt zuständig;
aber Sie können der Karies mit einer neu entwickelten Zahnpa-
sta, die Propolis enthält, recht gut vorbeugen. Die schmerzstil-
lenden und entzündungshemmenden Eigenschaften von Propolis helfen oft auch in Fällen von plötzlichem Zahnschmerz,
wenn gerade kein Arzt in der Nähe ist. Man reibt das Zahnfleisch rund um den schmerzenden Zahn mit Propoliselixier
oder -gel ab und massiert sich ein bißchen Salbe – in den
Nacken.

In Rumänien wurden umfangreiche Versuche mit zwanzig-
prozentiger alkoholischer Propolislösung (Bepinseln) gegen
Parodontose gemacht; die Autoren [123; 35] berichten von
»ermutigenden« Ergebnissen: »Nach der Behandlung war die
Beweglichkeit der Zähne reduziert.« An jugoslawischen Kliniken verwendet man seit langem eine ätherisch-alkoholische
Lösung von Propolis (Stomapin) nach Zahnextraktionen und
Operationen, um die Schmerzen zu reduzieren und die Heilung
zu beschleunigen [123; 55].

## Hilft – nicht immer – bei Schuppenflechte

Was Propolis gegen Hautkrankheiten vermag, wurde schon
mitgeteilt. Es gibt bereits ein eigenes, propolishaltiges
Gesichtswasser (Salvaskin, Melbroskin) gegen Akne, unreine
Haut und Talgprobleme (Seborrhöe).

Ein ernstes Problem ist die Schuppenflechte, Psoriasis. Manche Psoriatiker sprechen auf die Behandlung mit Propolissalbe sehr gut, andere überhaupt nicht an.

Fang Chu, oben bereits zitiert, hat Propolis 160 Psoriatikern intern, also zum Einnehmen, gegeben: dreimal täglich 0,3 Gramm durch drei Monate hindurch. Er berichtet:»37 Patienten wurden vollständig geheilt, der Zustand von 17 hat sich gebessert, bei 58 war keine Änderung zu bemerken, und in 48 Fällen trat eine Verschlechterung ein. In nachfolgenden Tests ergab sich, daß Propolis keine Verschlechterungswirkung hatte.« Dies muß hinzugefügt werden, weil sonst der Eindruck entstehen könnte, daß in manchen Fällen von Psoriasis vielleicht Propolis eine negative Wirkung haben könnte. Das ist nicht der Fall. Ohne Propolis hätten sich vermutlich noch mehr Verschlechterungen ergeben [35].

Hautärzte wissen, daß Psoriatiker sich diät verhalten sollten (keinen Alkohol, kein Nikotin, wenig Eiweiß, und wenn, dann nur höchstwertiges). Die Schuppenflechte geht oft mit arthritischen, rheumatischen und Leberbeschwerden einher. Da die positive Wirkung von Propolis, Pollen und Gelée royale auf das Blut, die Leber und das für das Gesundsein ganz wichtige RES (Retikulo-Endotheliales-System) erwiesen ist, empfiehlt sich auch das Einnehmen von Tropfen, dreimal täglich fünf Tropfen in einem halben Glas Wasser, am besten vor den Mahlzeiten. Übrigens: Hepatitis (auch Serum-Hepatitis A und B), also Leberentzündung, Gelbsucht (Ikterus) und andere Leberbeschwerden dürfen Sie getrost mit Propolis behandeln. Das wird häufig eine Intervention des Arztes zwar nicht unnötig machen, aber flankierend helfen [55].

## Harz heilt Hämorrhoiden

Ein Problembereich für viele, die sitzende Berufe ausüben, sind Leber und Pfortader. Über Hämorrhoiden redet niemand gern, und haben will sie schon gar niemand. Auch hier ist Propolis richtig.

In den Alpen, in Rußland, in Frankreich und in den Wäldern des Nordens hat sich die Tradition erhalten, Hämorrhoidensalben aus dem Harz vieler Bäume zuzubereiten: Fichte, Tanne, Lärche, Birke. Solche Harzsalben sind zuverlässige Helfer, wenn die Schmerzen unerträglich sind. Propolissalbe wirkt genauso, wenn nicht besser. Man sollte sie, wenn erforderlich, auch einführen. Zusätzlich bedenke man, daß der Darm feuchtes Milieu liebt; häufiges Waschen, unbedingt nach dem Stuhlgang, nützt fast ebensogut. Blähende Speisen und Alkohol sind zu vermeiden.

In der Chirurgie periproktischer Abszesse, Hämorrhoiden und Analfisteln hat man mit in Rizinusöl gelöster Propolis sehr gute Erfahrungen gemacht. 87 Prozent Frischoperierte berichten, daß schon zehn Minuten nach der Behandlung der Wunde mit diesem Rizinus-Propolis-Öl die Schmerzen verschwanden oder signifikant nachließen [123; 60]. An der Klinik dieser Chirurgen (welche, wurde nicht mitgeteilt) wird diese Form der Wundnachbehandlung seit zwanzig Jahren praktiziert.

## Propolis pro Prostata

»Propolis für die Prostata« heißt dieser Abschnitt. (In der Nähe der Vorsteherdrüse befinden sich die Hoden, die Blase und die Nieren, auch auf diese Organe zeigt Propolis eine gute Wirkung.)

Der sowjetische Wissenschaftler V. F. Orkin (»die antibakteriellen, entzündungshemmenden und regenerativen Eigenschaften der Propolis sind der sowjetischen Medizin seit langem bekannt«) hat zehn Patienten mit mindestens drei Jahre dauernder chronischer Prostatitis (Symptome: Vergrößerung der Drüse, Schmerzen in der Blase und erhöhte Leukozytensekretion) mit Propoliszäpfchen behandelt. Ein Zäpfchen enthielt 0,1 Gramm Propolis und 2 Gramm Kakaobutter, und jeder Kranke mußte während dreißig Tagen abends ein Zäpfchen nehmen. Die Kur wurde ein- bis zweimal wiederholt, mit ein- bis zweimonatigen Pausen. Sechs Patienten wurden geheilt, vier gebessert [88].

Im Akutfall, so haben andere Wissenschaftler festgestellt, gibt man mehrmals täglich zehn Tropfen Propoliselixier in einem halben Glas Wasser (oder zehn Kaubonbons). Nach drei Tagen kann die Dosis auf ein Drittel reduziert werden, die Behandlung sollte jedoch mindestens zehn Tage dauern.

Man wird sich nun nicht wundern, wenn man erfährt, daß Propolis auch ein Darmregulans ist. Gegen Stuhlverstopfung und Darmträgheit wurde ein Propolis-Lactose-Präparat (Milchzucker als Träger) neu entwickelt. Gerade für ältere Menschen und für Schwerkranke ist dieses milde, aber doch nachdrücklich wirkende Darmregulans geeignet.

Nicht nur in Fällen hartnäckiger Verstopfung, sondern auch bei Durchfall und jenen unregelmäßigen Stühlen, wie sie für antibiotikageschädigte Därme und Strahlenkranke typisch sind, hat sich dieses Präparat bewährt. Man sollte dreimal täglich eine Kapsel zwei Wochen lang nehmen. Danach ist man den Ärger entweder los und kann aufhören, oder man setzt mit reduzierter Dosis fort. Sie können drei Kapseln täglich unbesorgt weiternehmen, Ihrer Gesundheit schadet das gewiß nicht.

Und weil wir schon in dieser »Gegend« sind: Auch der »Wolf«, der nach langen Fußmärschen mit heftiger Schweißproduktion gern zwischen den Oberschenkeln heult, wird unter dem Einfluß von Propolissalbe schon am zweiten Tag sanft wie ein Lämmchen.

Einige Naturheiler wollen beobachtet haben, daß Propolis auch gegen Haarausfall wirkt. Das soll nicht bestritten, aber auch nicht behauptet werden, mir ist kein Fall bekannt. Dagegen wirkt es roborierend (kräftigend) bei älteren Mitbürgern, vor allem in Form des Melbrosin-Propolis-Präparats, das zusätzlich das Herz stärkt und bei Herzwassersucht eine ausgesprochen ableitende Wirkung zeigt. Schlaflosigkeit, Nervosität, Abgespanntheit, Müdigkeit – dafür ist das genannte Präparat genau richtig! Es regelt mitunter sogar den Blutdruck, was gerade in der Altersheilkunde erwünscht ist. Es hat zwar keinen kurativen, aber doch einen ausgeprägt prophylaktischen Effekt auf atherosklerotische Prozesse.

## Propolis hilft auch den Frauen

Wegen seiner schmerzlindernden und die Menstruation regelnden Wirkung wurde Propolis schon im Altertum angewendet. Das ist auch noch heute üblich. Man nimmt gegen Dysmenorrhöe und Amenorrhöe zweimal täglich je fünf Tropfen Propolistinktur in etwas Wasser oder fünf Kaubonbons. Eierstock- und Tubaentzündung wird ebenso mit Tropfen (innerlich) wie auch äußerlich durch Salben oder Salbenumschläge auf die schmerzenden Stellen behandelt.

Der bereits zitierte polnische Forscher Stanislaw Scheller berichtet zudem über die hervorragende Wirkung von Propoliszäpfchen bei Vaginitis (Scheidenentzündung), Leukorrhöe

134                                    *Geheime Kommandosache Propolis*

(Weißfluß) und anderen bakteriellen oder von Pilzen verursachten Infektionen des weiblichen Genitaltraktes [105].

Der polnische Dozent Henryk Suchy und seine Frau, Maria
Suchy, die die gynäkologische Abteilung des Spitals in Goczalkowice Zdroj leiten, haben sich mit der häufigen Infektionser-
krankung Trichomonasis vaginalis befaßt. Sie verwendeten
entweder 30-mg-Propolis-Tabletten, mit Propolislösung
getränkte Tampons oder Propolis-Vaginalzäpfchen. Von
48 Patientinnen konnte Suchy 42 vollständig heilen; nur
sechs sprachen auf die Propolistabletten überhaupt nicht
an. Auch auf andere pathogene Keime wirkt Propolis hem-
mend [115].

Schließlich haben Henryk und Maria Suchy Propolis und das
Pollen-Gelée-royale-Präparat Melbrosia p.l.d. gegen klimak-
terische Beschwerden mit ausgezeichnetem Erfolg angewen-
det. Propolis hat sich, in Salbenform, äußerlich auch bei
Brustdrüsenentzündungen, bei Decubitus (Wundliegen),
Craurosis vulvae und Colpitis senilis bewährt [116].

Inzwischen gibt es eine Art Propolis-Internationale. Die
bekanntesten Forscher auf diesem Gebiet kommen regelmäßig zusammen. Eine der Tagungen fand 1980 in Bukarest
statt. Kongreßvorsitzender war der Präsident des Welt-Bie-
nenzüchter-Verbandes »Apimondia«, Professor Dr. Ing.
V. Harnaj.

Einer dieser Forscher ist der dänische Imker und Biologe
K. Lund Aargaard. Er berichtete, daß er eine plötzliche
Halsentzündung mit einer wäßrigen Propolislösung innerhalb
weniger Stunden kuriert habe. Auch bei einer später auftretenden schweren Augenentzündung bewährte sich Propolis. Das
war 1967. Seither hat Aargaard an mehr als 16 000 Skandinavi-
ern Propolis angewendet, mit bestem Erfolg. Ihm ist es auch zu
verdanken, daß es neuerdings einen Propolis-Standard (»Pro-

polis in Propolinqualität«) gibt. Der Gewichtsunterschied von gereinigter zu roher Propolis beträgt oft bis zu 30 Prozent – und Aargaard meint, daß das »Herausholen« der Propoliswirkstoffe und das Entfernen der Verunreinigungen (Sand, Holz, Wachs) den therapeutischen Effekt erhöht.

# Weich wie Wachs

Seit alters her ist Wachs ein Synonym für Weichheit und Formbarkeit. Des Wachses indogermanische Wurzel ist *ueg-* und bedeutet »Weben« oder »Gewebe«. Gibt es etwas Schöneres als das von Bienen Gewebte?*

Das Wachs tritt an der Unterseite des Bienenhinterleibes aus den Wachsdrüsen aus. Auch andere Insekten scheiden Wachs aus, Blattläuse etwa oder die Hummeln. Ebenso gibt es Pflanzen, die Wachs absondern.

Bienen produzieren Wachs durchaus nicht immer. Es stammt, wie bereits gesagt wurde, von den Baubienen (Bienen zwischen dem elften und dem achtzehnten Lebenstag). Stört man das Gefüge des Bienenvolkes, indem man zum Beispiel alle Wachsbienen aus dem Stock entfernt, so wird das Gleichgewicht innerhalb von zwei bis drei Tagen wiederhergestellt.

Karl von Frisch hat das in eindrucksvollen Versuchen nachgewiesen. Er nahm einem Volk alle Altbienen weg, womit der Rest dem Hungertode ausgesetzt schien, denn nur Altbienen sammeln Honig und Pollen. Es gab zwar beträchtliche Verluste durch verhungerte Bienen, aber am dritten Tag hatte sich das Volk umgestellt. Die Futtersaftdrüsen junger Ammenbienen verkümmerten, und innerhalb weniger Stunden zogen die Jungtiere los, um Nektar und Pollen einzubringen. In einem zweiten Versuch zeigte Frisch, daß ein Volk, dem er die Baubienen weggenommen hatte, dennoch imstande war, Waben zu bauen. Mit Hilfe besonders nährstoffreicher Kost

---

* Zum gleichen Stamm gehören: Wabe, Wespe, Wacholder, Wickel, Wieche (Docht), Wocken (Spinnrocken) und wichsen [76; 830].

wurden ältere Bienen in die Lage versetzt, wieder Wachs auszuscheiden; die Wachsdrüsen hatten sich unter dem Druck der Bedürfnisse regeneriert [43].

Zur Zeit höchster Aktivität und entsprechend höherer Temperatur (bei der das Wachs leichter fließt) baut ein Volk eine ganze Wabe mitunter in einer Nacht. Die Biene nimmt die Wachsschuppen, die aus der Wachsdrüse austreten, mit ihren Füßen ab und knetet sie mit den Beißwerkzeugen zu einem Klümpchen. Viele Bienen helfen, damit eine Wabe werde. Man braucht etwa hundert für eine einzige Zelle, 850 Zellen gehen auf einen Quadratdezimeter [25].

Chemisch gesehen bestehen Wachse aus Fettsäuren, die mit höheren Alkoholen verestert sind. Fette zum Beispiel sind Fettsäuren, mit Glyzerin als alkoholischer Komponente verestert. Die Säuren haben meist eine gerade Zahl von Kohlenstoffatomen, die Alkohole sind ebenfalls geradzahlig-aliphatisch oder Sterinalkohole. Wachs enthält weiter Propolis, Farbstoffe und eine ganze Menge Vitamin A, von dem bekannt ist, daß es als Wachstumsfaktor und für den Sehvorgang unentbehrlich ist. Ein Kilogramm Wachs enthält rund 0,0123 Gramm, ein Kilogramm Rindfleisch dagegen nur 0,00018 Gramm Vitamin A. In Pollen sind gar zwischen 5 und 9 Gramm enthalten! Der Tagesbedarf des Menschen wird mit ungefähr 0,015 Gramm angegeben, also ziemlich genau jener Menge, die in einem Kilogramm Wachs enthalten ist. Die Wahrscheinlichkeit, daß man dieses Vitamin durch Kauen des Wachses herauslösen und damit dem menschlichen Stoffwechsel zuführen könnte, ist gering; daß es für die Konservierung des Honigs und für das Wachstum (auch in diesem Wort ist *Wachs* enthalten!) der Larven nützlich sein kann, ist zu vermuten.

Seit alters wird Wachs als Wundpflaster und gegen Hautkrankheiten verwendet. Man hat Wachs auch zum Modellie-

*Weich wie Wachs* 139

ren, zum Einbalsamieren von Leichnamen, für Kerzen und Polituren gebraucht. Als man noch mit Kerzen und Kienspan leuchtete, war das Bienenwachs ungemein geschätzt. Es reizte die Augen nicht zu Tränen (im Gegensatz zu Kien und Unschlitt), roch angenehm und galt – teuer war es immer – als kostbar. Auch heutzutage sind Duftkerzen aus Bienenwachs geschätzt, und nicht wenige Naturheiler verwenden sie in der Geruchs-(Aroma-)therapie.

Der Kärntner Apotheker Mag. Klaus Bauer aus Eberndorf hat mir das Geheimnis seiner besonders heilkräftigen Salben verraten: Er verwendet ausschließlich reines Bienenwachs als Salbengrundlage. Bauer: »Das Schweineschmalz, wie es die Bauern hier üblicherweise verwenden, ist ganz schlecht. Die handelsüblichen Salbengrundlagen wie Vaseline können Nebenwirkungen zeigen. Reines Bienenwachs ist der einzige Naturstoff, der frei davon ist, und er hat auch schon von sich aus Heilkraft.« Drei Spezialitäten des Hauses sind Ringelblumen-, Arnika- und Propolissalbe.

In der Kosmetik findet Wachs als Bestandteil von Gesichtsmasken oder Enthaarungsmitteln Verwendung.

Die wichtigsten Produkte, in denen Wachs vorkommt, sind jedoch Wabenhonig und Wabenpollen.

Wabenhonig ist einfach Honig, der in seinen natürlichen Behältnissen, den Waben, belassen wurde. Bekannt ist der Scheibenhonig: gefüllte Waben werden in Scheiben geschnitten und verkauft (Lüneburger Heidehonig).

## Exquisiter Wabenhonig

Aus Amerika und neuerdings aus Neuseeland kamen die Honeycombs zu uns, die in kleinen Holzrahmen hängenden Wabenhonige. Jeder Imker kann sie relativ einfach selbst herstellen, indem er den Bienen kleine Waben, am besten in Gläsern oder Bechern, zur Verfügung stellt und die Bienen dazu animiert, die Waben auch zu füllen. Das geht nur, wenn die Bienen zusätzlich mit Honig gefüttert werden. Die Bienen konzentrieren den Honig weiter, wobei sehr viel verlorengeht, was sich demgemäß im Preis für Wabenhonig auswirkt.

Dennoch sollte man, entsprechende Wirksamkeit vorausgesetzt, nicht immer auf den Preis schauen. Erstens ist Wabenhonig ein wirklich exquisites Produkt und zweitens wirkt er bei bestimmten Formen von Bronchialasthma hervorragend, vielleicht dadurch, daß durch das lange Kauen ein intensiver Kontakt mit der Zungen- und Mundschleimhaut besteht, die, wir schon gehört haben, bei der Aufnahme von Heilmitteln eine große Rolle spielt.

Weitere Anwendungsgebiete sind Mund-, Rachen- und Kehlkopferkrankungen, insbesondere Schnupfen, Husten, Halsschmerzen und Bronchitis. Man hat damit auch gute Erfahrungen bei Sinusitis, Zahnfleischbluten und Parodontose gemacht. Zwei- bis dreimal täglich sollte man einen Teelöffel voll Wabenhonig zehn Minuten lang kauen und das Wachs dann ausspucken. Kommt es versehentlich in den Magen, ist das kein Unglück, denn es ist unschädlich. Da es von den Verdauungssäften nahezu nicht angegriffen wird, wird es unverdaut ausgeschieden.

# Köstlicher Wabenpollen

Eine Köstlichkeit sondergleichen ist der Wabenpollen. Pollen wird von Bienen in Zellen gelagert, gestampft und mit Fermenten versehen. Dieser sogenannte Silisierungsprozeß ist eine Milchsäuregärung und ein Reifeprozeß. Vermutlich wird die widerstandsfähige Schutzschicht des Pollens »angedaut«, um die Polleninhaltsstoffe der Verdauung der Biene zu erschließen.

Davon profitiert auch der Mensch. Wabenpollen ist meist nur sehr schwer aus den Waben zu entfernen; ein Arbeiter schafft, bei achtstündiger Arbeitszeit, höchstens ein Kilogramm Wabenpollen pro Tag. Da ist es schon einfacher, Wabenpollen zu kaufen.

Übereinstimmenden Erfahrungsberichten zufolge ist diese Form des Pollens dem in Fallen gesammelten Pollen unbedingt vorzuziehen, allerdings ist sie bei weitem die teuerste. Man nimmt auch hier einmal täglich einen Teelöffel voll, kaut ihn so lange, bis man nur noch Wachs im Mund hat und spuckt dieses aus.

# Bienengift und Bienenluft

Wo die Biene endet, beginnt ihr Stachel. Sie braucht ihn, wie bereits gezeigt wurde, um das Volk (nicht sich selbst!) vor Feinden zu schützen. Dazu gehören vor allem Wespen, Hornissen und der Bienenwolf (eine Grabwespe), der sich ausgerechnet die Bienen als bevorzugte Jagdbeute ausgesucht hat.

Die Giftproduktion, so hat man herausgefunden, ist an das Vorhandensein von Pollen in der Bienennahrung geknüpft. »Bienengift ist ein Abbauprodukt von Polleneiweiß«, schreibt Jachimowicz richtig, aber lakonisch. Unstreitig gibt es zur Zeit der höchsten Aktivität des Bienenvolks den meisten Pollen und die meisten Giftbienen. Denn nicht jede Biene ist giftig: junge haben kein Gift, alte haben wenig. Pollenfrei aufgezogene Bienen sind ungiftig.

Das Gift wird in der Giftdrüse gebildet und in der Giftblase gespeichert. Das Gifttröpfchen einer Biene wiegt zwischen 0,1 und 0,35 Milligramm. Läßt man es eintrocknen, bleiben etwa 0,1 Milligramm Trockengift übrig. Bienengift schmeckt wegen des Gehalts an Phosphor- und Salzsäure scharf, bitter und stark sauer. Früher glaubte man, daß Bienengift Ameisensäure enthalte, das hat sich in neueren Untersuchungen aber nicht bestätigt.

Hauptwirksames Prinzip des Gifts ist das Melittin, ein Polypeptid, das aus 26 Aminosäuren besteht (50 Prozent der Gifttrockenmasse). Es folgen Apamin (3 Prozent, ein Polypeptid aus 18 Aminosäurebausteinen), das Enzym Phospholipase A (14 Prozent), das Enzym Hyaluronidase (2 Prozent), das auch in Schlangengift vorkommt und das bei der Verteilung von Flüssigkeiten im Körper (Gewebe, Gelenke, Hoden) beteiligt ist, sowie Histamin (weniger als ein Promille).

Das alles wußten die alten Ägypter noch nicht, aber sie waren die ersten, die Bienengift in der Medizin verwendeten. Entweder rieb man tote Bienen auf schmerzende Körperstellen oder zwang lebende, in die schmerzenden Punkte zu stechen. Da Feldstudien ergeben haben, daß Krebs bei Imkern erheblich seltener ist als bei Nichtimkern und an Rheuma leidende Imker eine Besserung erfuhren, nachdem sie sich von Bienen hatten stechen lassen, hat man bereits um die Jahrhundertwende in diesen Richtungen zu forschen begonnen. In der Krebstherapie hat Bienengift bis jetzt kaum einen Platz, dafür in der Behandlung der Volkskrankheit Rheuma. F. Terč, ein Arzt in Marburg an der Drau (Maribor), war einer der ersten, der in seiner Praxis das Bienengift breit anwendete [119, 120].

Wie man heute weiß, regt Bienengift die Produktion des körpereigenen Cortison an. Das ist ein wesentlicher Unterschied zur schulmedizinischen Cortisontherapie, wo dieses Hormon in zum Teil sehr hohen Dosen injiziert oder in Salben- oder Tablettenform verabreicht wird. Mit Bienengift trifft man viele Krankheiten (Arthritis, Rheuma, Arthrosen, Haut- und Gefäßkrankheiten) besser als mit Cortison von außen. Weitere Anwendungsgebiete sind Gelenkentzündungen, Blutungen (Hämatome), Neuralgien, Ischias, Allergien und Heuschnupfen [99]. Man kann, wie in Ägypten, die Biene den Kranken direkt stechen lassen oder das Bienengift in steriler Lösung injizieren, es als Bienengiftsalbe einreiben oder es mit Hilfe eines galvanischen Stromes unter die Haut bringen; weiterhin kann man Bienengift inhalieren oder einnehmen (Zungenschleimhaut!) oder es durch Akupunktur ins Gewebe einbringen.

Sicher ist: Bienengift regt das Blutserum und bestimmte

*Bienengift und Bienenluft* 145

Gewebe zu Abwehrreaktionen an. Es vermehren sich unter Bienengifteinwirkung die Globuline des Blutserums und die Leukozyten [100]. Gewebe wird stärker durchblutet (Hyperämie), Blutergüsse werden beschleunigt abgebaut. Armbruster [5] berichtet sogar, daß »Bienengift das Blut regenerativ reizt« und die Wasserausscheidung fördert.

Bienengift wird heute in nahezu großtechnischem Maßstab (zum Beispiel von der Firma Mack in Illertissen) gewonnen, indem man Bienen – vor allem im Herbst, wenn ihre Sammelaktivität nachläßt – in eine Unterlage stechen läßt. Sie müssen dazu irgendwie veranlaßt werden: vermutlich handelt es sich um elektrische Reize (Betriebsgeheimnis). Das Gift wird getrocknet und ist in dieser Form unbegrenzt haltbar.

Ein Bienen-Buch wäre nicht vollständig, würde nichts über die Behandlung von Bienenstichen erwähnt. Ja, »Doktor Biene« tut uns gelegentlich ganz schön weh! Erst wenige Wochen, bevor diese Zeilen in Druck gingen, wurde österreichischen Zeitungsberichten zufolge in Niederösterreich ein Imker von seinen schwärmenden Bienen »totgestochen«. »Unspezifische Reiztherapie« mit anaphylaktischem Schock und Herz- und Kreislaufversagen könnte man kommentieren. Aber es gibt Imker, die im Ertragen von Bienenstichen Erstaunliches leisten. Wer viel mit Bienen zu tun hat, sollte immer Antiallergika auf Lager haben, zum Beispiel Sandostenkalzium oder Antistin oder Fenistil – der Apotheker berät Sie gern. Manche Menschen reagieren auf Bienengift sehr heftig, es kann zu Ausschlägen, Kollaps, Atemnot, Ohnmacht kommen. Treten solche Symptome auf, sollten Sie den Kopf tief legen und den Arzt rufen lassen. Es gibt auch die Möglichkeit, sich mit entsprechenden Seren gegen Bienenstiche immunisieren zu lassen.

Gefährlich sind Stiche auch, wenn sie empfindliche Körperpartien treffen: Auge, Zunge, Mund. Imker Edmund Herold empfiehlt bei Stichen in den Augapfel das Auge mit Wasser oder einer Cortisonlösung auszuspülen. Stiche in die Zunge oder in den Mund behandelt man mit Salz. Man läßt einen Löffel voll im Mund zergehen: »Schmeckt abscheulich, laugt aber das Gift aus der Schleimhaut« [55; 192]. Der Stachel sollte entfernt werden, indem man ihn seitlich mit dem Fingernagel herauswischt. Ihn zu drücken würde vollends Gift aus der hängengebliebenen Blase ins Gewebe bringen. In solchen Fällen ist unbedingt ein Arzt nötig. Er wird auch wissen, welche Spritze im jeweiligen Fall am schnellsten Linderung bringt.

## Apis – homöopathisch

Apis mellifica wird in verschiedenen Potenzen auch homöopathisch angewandt. Zugrunde liegt das Gift. Homöopathische Arzneimittellehren empfehlen es bei allen Insektenstichen (in Akutfällen wird zu niederen Potenzen gegriffen, D 2 bis D 6 etwa), bei schmerzhaften Entzündungen unklarer Genese und bei ödematösen Schwellungen: Apis hat einen stark harntreibenden Effekt (Quincke-Ödem, Leberstauungen, Lungenödem, Wasserkopf).

Weitere Indikationen sind Arthritiden, Nesselausschläge sowie Blasenentzündungen. Selbstverständlich sind auch Rheuma, Ischias und andere Neuralgien der homöopathischen Bienengiftbehandlung zugänglich. Es ist ein allgemeines Stärkungsmittel und wirkt bei bestimmten Konstitutionen gegen Nervosität und Schlaflosigkeit.

## Heilmittel Bienenstockluft

Zum Abschluß sei hier noch ein Einzelfall besonderer Art aufgeführt. Nie zuvor – und auch seit diesem Ereignis (1952) nicht – ist über Vergleichbares berichtet worden. Es besagt nichts anderes, als daß auch in der Luft des Bienenstocks Heilkräfte zugegen sein müssen – anders wäre das Phänomen kaum erklärbar.

Hofrat Theodor Jachimowicz, Jahrzehnte hindurch Leiter des österreichischen Bieneninstituts, berichtete darüber 1978 auf dem Bienenheilkundesymposium in Portorož, Jugoslawien [67].

Seit seinem zwanzigsten Lebensjahr litt Jachimowicz, vor allem in der Zeit der stärksten Pollenproduktion im Mai, an starkem Heuschnupfen. Es lief nicht nur die Nase, sondern es schwollen auch die Augen an. Ebenso gab es Entzündungen in der Kehle.

Jachimowicz erzählte mir: »Es war 1952, als ich eben die Leitung des Instituts übernahm. Mein Heuschnupfen war damals wirklich sehr schlimm. Ich mußte einen Bienenstock öffnen. Und plötzlich, ich wußte gar nicht, wie mir geschah, bekam ich Luft. Eine Beschwerde nach der anderen verschwand, und mit einem Mal war ich geheilt. Durch nichts anderes als durch die Luft des Bienenstocks.« Hofrat Jachimowicz ist heute Rentner in Wien – und geheilt: »Das Leiden kam niemals wieder.«

Er hat den Fall wiederholt Ärzten berichtet – ohne Erfolg. Wie sollten sie auch Bienenstockluft in ihre Therapie aufnehmen, wo doch in den Lehrbüchern nichts darüber steht...

Ob er die Sache weiterverfolgt habe?

Hofrat Jachimowicz: »Gewiß. Gelegentlich hab' ich Stockluft bei Heuschnupfenkranken versucht, aber immer ohne

148 *Bienengift und Bienenluft*

Erfolg. Es war halt ein einmaliges Ereignis. Vermutlich hing es mit der Art des Heuschnupfens zusammen.«

Und so wird das ja wohl sein.

Trotzdem habe ich den Fall berichtet. Vielleicht interessiert sich ein Imker, ein Naturheilkundiger, ein Arzt dafür. Wer immer das Verfahren erweitert, ausbaut – Theodor Jachimowicz hat den Grundstein dafür gelegt: mit seiner Nase.

Und »Doktor Biene«.

# Anhang I: Rezepte

## 1. Rezepte mit Honig

Zahllos sind die Verwendungsmöglichkeiten von Honig beim Kochen, Braten und Backen. Dies ist kein Rezeptbuch; wer sich ausführlich informieren will, muß an die einschlägige Literatur verwiesen werden. Für alle jedoch, die große Lust zum Kochen, aber darin wenig Erfahrung haben, im Folgenden ein paar bewährte Tips.

Honig ist nicht nur süß – er hat, je nachdem, welcher Speise er zugesetzt wird, die Eigenschaft, den Geschmack bestimmter Ingredienzen zu heben. Ein bewährter Trick, geschmacklos gewordene Gemüse (sei es nach langer Winterlagerung oder bci Ticfkühlkost) zu verbessern, ist, sie mit einem oder zwei Teelöffeln Honig zu versetzen – Karotten, Erbsen, Rüben. Roter-Rüben-Salat (Randen, Rote Beete) gewinnt außerordentlich durch Meerrettich und einen Teelöffel Honig pro Glas. In der französischen Küche ist es gang und gäbe, Ragouts (Rindfleisch- und Fischragouts) nicht nur durch edle Weine, sondern auch durch Honig zu verfeinern. Allerlei Soßen, aber auch Salate (Heringsalat) und selbstverständlich auch Kompotte und Fruchtsalate gewinnen durch Honig ungemein.

Honig soll man nach Möglichkeit nie über 50 Grad erhitzen! Wir haben schon gehört, daß hierbei seine wertvollen Fermente zerstört werden. Beim Backen kann darauf freilich keine Rücksicht genommen werden.

Bei zarten Gerichten muß auf das Aroma des Honigs geachtet werden. Dunkle Honige (Tannenhonig) passen gut zu Lebkuchen und deftigen Gerichten, helle Honige zu zartem

150 *Anhang I: Rezepte*

Gebäck, zu Mandeln, Nüssen, Baklava, Marzipan und zu
Fruchtsalaten. Die Süßkraft von Honig wird oft überschätzt.
Soll eine Speise wirklich süß sein, wird man ohne Zucker nicht
auskommen. Viele Süßspeisen gewinnen ihre unverwechsel-
bare Süß-Harmonie nur durch das Zusammenspiel von Zucker
und Honig.

BROTSUPPE (Wiener Rezept): Zwei Semmeln (Brötchen) oder
vier Scheiben Weißbrot (es kann auch Schwarzbrot sein)
werden in einem Liter Rindsuppe (Fleischbrühe) mit einem
Bund gehacktem Suppengrün und 40 Gramm Butter weichge-
kocht und gut verquirlt. Inzwischen hat man einen achtel Liter
sauren Rahm, etwas Salz und Pfeffer, zwei Eigelb und einen
Eßlöffel Honig verrührt bzw. durchgeschlagen. Man nimmt die
Suppe vom Feuer und zieht die verrührte Masse unter. Unmit-
telbar vor dem Servieren mit frischem Schnittlauch bestreuen.

HAGEBUTTENSUPPE (ein altes Bauernrezpt): 100 Gramm Hage-
butten werden am Vorabend eingeweicht. Man kocht sie in
einem Liter Wasser, vier Eßlöffeln geriebenem Zwieback,
etwas Zimt und der Schale einer ungespritzen Zitrone weich.
Inzwischen rührt man in einem viertel Liter Traubensüßmost
zwei Eigelb und einen Eßlöffel Honig an, setzt dieses der
Suppe, nachdem sie vom Feuer genommen wurde, zu und
schmeckt mit etwas Zucker ab.

SCHNITTLAUCHSOSSE: Zwei Semmeln werden entrindet, in Milch
eingeweicht und passiert. Zwei hartgekochte, feingehackte
Eier, Essig, Öl und ein Eßlöffel Honig werden darunterge-
mischt. Man schmeckt mit Salz, Pfeffer und Zucker sowie einer
Würzsoße (Worchestersoße oder ähnliche) ab. Zum Schluß
werden zwei Bund feingehackter Schnittlauch beigefügt. Als

*Anhang I: Rezepte* 151

Beilage zu Fleischspeisen, insbesondere Rindfleisch (Tafelspitz).

GEMÜSE (Kohl, Kraut, Erbsen, Karotten, Linsen; auch Mischgemüse Karotten/Erbsen) gewinnt durch geringe Honigbeigaben an Geschmack. Mengen (zwischen einem Teelöffel und einem Eßlöffel) ausprobieren! Hierfür eignen sich dunkle Honige.

LEVANTINISCHES CURRYHUHN ist ohne Honigwürze undenkbar. Man teilt ein Huhn in vier Teile und brät die Teile an allen Seiten in Öl an. Dann gibt man eine feingehackte Zwiebel dazu und röstet an. Mit einem halben Liter Suppe oder Wasser aufgießen und zugedeckt eine halbe Stunde dünsten lassen. Sodann zwei kleingeschnittene Äpfel und drei Teelöffel Curry dazugeben und nochmals zehn Minuten dünsten. Inzwischen einen Eßlöffel Mehl mit drei Eßlöffeln saurem Rahm glattrühren und die Suppe damit binden. Mit Salz, Pfeffer und einem Eßlöffel Honig würzen. Feinschmecker überstreuen das Gericht noch mit Mandeln oder Rosinen.

Einen breiten Raum nimmt Honig in der Bereitung von Süßspeisen (Desserts) ein. Birchermüsli zum Beispiel wäre ohne Honig nur das halbe Vergnügen. Auch »Salate«, wie sie manche Naturheilkliniken als Vor- oder Nachspeise, oft auch als Hauptspeise servieren, werden durch Beigabe von Honig köstlich.

FRUCHTSALAT I: Vier ungespritzte Orangen, drei Bananen und 500 Gramm Äpfel werden in Scheiben oder Würfel geschnitten. Man gibt dem Saft einer Zitrone vier Eßlöffel gemahlene Nüsse und drei Eßlöffel Honig zu, mischt Süßmost und Rahm

152                                    Anhang I: Rezepte

darunter und serviert kalt. Nach Belieben mit Schlagrahm
garnieren.

FRUCHTSALAT II: Zwei Bananen zu Brei rühren, weitere zwei
Bananen und zwei Tomaten in Scheiben schneiden. Einen
Eßlöffel Honig und den Saft einer ungespritzten Zitrone
daruntermischen. Kann auch mit Ananas oder Weintrauben
ergänzt werden.

FRUCHTMISCHUNGEN lassen sich aus einem Becher Joghurt und
einem Eßlöffel Honig als »Basismasse« herstellen. Zum Beispiel mit feingeschnittenen Grapefruits, Orangen, Äpfeln,
Birnen. Auch mit frischen Johannisbeeren läßt sich herrlich
kombinieren: 300 Gramm Beeren werden mit 200 Gramm
Johannisbeerkonfitüre, drei Eßlöffeln Honig und etwas
Fruchtsaft vermischt. Dazu kann man auch Joghurt, Rahm
oder Buttermilch mischen.

ERDBEERCREME: Ein halbes Kilo Erdbeeren wird vorsichtig
unter eine Creme gemischt, die man zuvor mit 250 Gramm
Quark, ⅜ Liter saurem Rahm und zwei Eßlöffeln Honig
angerührt hat. Dazu Waffeln oder Keks reichen.

ERDBEERMÜSLI: Zwei Eßlöffel frisch geschrotete Leinsamen
werden in einer Schale mit zwei Eßlöffeln Weizenflocken,
einigen geschnittenen oder gemahlenen Haselnüssen, einem
Eßlöffel Honig und einem viertel Liter Milch vermengt.
Schließlich gibt man noch 15 Gramm gut gewaschene und
entstielte Erdbeeren dazu. Mahlzeit!

NUSSAUFSTRICH: 50 Gramm Nüsse werden grob gehackt und in
einer trockenen Teflonpfanne kurz angeröstet. Man mischt 100

*Anhang I: Rezepte* 153

Gramm Magerquark mit einem Eßlöffel Milch und 10 Gramm
Honig, gibt die Nüsse dazu und rührt gut durch. Aufs Brot
geben; das schmeckt köstlich!

BAKLAVA (Honigstrudel) ist ein ganz spezielles, auf Honig
aufgebautes Vergnügen. Man kennt ihn im Balkan und in der
Levante; aber man kann ihn natürlich auch in Deutschland, in
der Schweiz und in Österreich herstellen. Strudelteig wird auf
Backblechgröße ausgezogen (man kann auch tiefgefrorenen
Teig verwenden), 200 Gramm grob gemahlene Nüsse und 100
Gramm Puderzucker werden vermischt. Man legt nun als
Bodenschicht drei bis vier mit Butter oder Öl gefettete Teigblätter, schichtet Zucker-Nuß-Mischung darauf und deckt sie
mit einem Teigblatt zu. Dann folgt wieder Zucker-Nuß-
Mischung, dann ein Teigblatt und so fort. Den Abschluß bilden
vier Teigblätter. Man schneidet nun den Strudel quer durch
(die klassische Form sind Rhomben) und bäckt ihn bei Mittel-
hitze im Rohr. Etwas Puderzucker, 125 Gramm Honig und eine
in Scheiben geschnittene ungespritzte Zitrone werden in einem
viertel Liter Wasser zwanzig Minuten lang gekocht. Man
nimmt den Strudel aus dem Rohr und gießt die Hälfte des
Zucker-Honig-Wassers darüber. Erkalten lassen. Vor dem
Servieren mit dem Rest des Zucker-Honig-Wassers übergießen.

KANDIERTE ÄPFEL kommen ebenfalls aus dem Balkan und der
Levante. Geschälte, in dicke Scheiben geschnittene Äpfel
werden in Pfannkuchenteig getaucht und in heißem Fett goldbraun gebacken (etwa fünf Minuten). In einer Kasserolle hat
man inzwischen 100 Gramm Honig mit vier Eßlöffeln Erdnußöl
erhitzt. Die gebackenen Äpfel werden eingetaucht. Man läßt
sie abtropfen und erkalten.

GEFÜLLTE ÄPFEL: Die Früchte sauber waschen, ungeschält lassen und das Kerngehäuse sorgfältig ausstechen. Man mischt 150 Gramm Honig mit zwei gestrichenen Teelöffeln Zimt und 100 Gramm Rosinen und füllt damit die ausgestochenen Löcher. Dann legt man die Äpfel in eine feuerfeste Schüssel, gibt obenauf ein Stückchen Butter und bedeckt den Boden der Schüssel mit Wasser. Im Rohr bei guter Hitze backen, Früchte öfters mit dem sich bildenden Saft übergießen. Warm servieren.

TOPFENPALATSCHINKEN (Wiener Rezept): Man bäckt Palatschinken (Pfannkuchen) und füllt sie mit folgender Masse: 500 Gramm Quark, der möglichst trocken sein sollte (eventuell durch ein Tuch pressen), werden mit je zwei Eßlöffeln Honig und Puderzucker, 60 Gramm Butter, dem Abrieb einer ungespritzten Zitronenschale, vier Eigelb und 100 Gramm Rosinen angerührt. Die gefüllten (gerollten) Palatschinken kommen in eine Auflaufform, werden mit einem Gemisch aus einem halben Liter Milch, einem Eigelb und etwas Vanillezucker (man kann auch flüssigen Vanillepudding nehmen) übergossen und im heißen Rohr etwa 25 Minuten gebacken.

Wohl jede Hausfrau hat für Honigbäckereien ihre eigenen erprobten Rezepte. Viele davon sind alte »Erbstücke«, nach denen schon die Urgroßmutter Weihnachtsbäckereien, Pfefferkuchen und andere Köstlichkeiten zubereitet hat.

HAFERFLOCKENPLÄTZCHEN sind immer beliebt: Man rührt 200 Gramm Honig, 200 Gramm Margarine (oder Butter) und zwei Eier schaumig. Man fügt einen achtel Liter Buttermilch, 150 Gramm Mehl, 100 Gramm Weizenschrot, 250 Gramm Haferflocken, 100 Gramm fein geriebene Nüsse, 150 Gramm Rosi-

*Anhang I: Rezepte* 155

nen, eine Prise Salz, Muskat, einen Teelöffel Zimt und einen
gestrichenen Eßlöffel Backpulver hinzu. Mit einem Löffel setzt
man Häufchen auf ein gefettetes Backblech und bäckt die
Plätzchen goldbraun.

SCHWARZE HONIGLEBKUCHEN: In einem Tiegel werden 250
Gramm Honig mit der gleichen Menge Zucker erhitzt und
darin 125 Gramm grob gehackte Haselnüsse geröstet. In die
noch heiße Masse gibt man 100 Gramm Kakao, zwei Teelöffel
Zimt, einen Teelöffel Kardamom und läßt alles etwas abkühlen. In der Zwischenzeit löst man einen Teelöffel Hirschhorn-
salz in einer halben Tasse lauwarmem Wasser auf und gibt es in
die ausgekühlte Honigmasse; sie soll nicht kalt, sondern gerade
lauwarm sein. Zuletzt knetet man 400 Gramm Mehl darunter
und rollt den Teig gut fingerdick aus. Man bäckt ihn in großen
Fladen und schneidet diese Fladen noch heiß in Rauten.
Ausgekühlt bestreicht man sie mit dünner Zuckerglasur und
läßt sie in einem kühlen Raum mindestens vierzehn Tage
liegen, bis sie lebkuchenweich geworden sind. (Dieses und die
folgenden zwei Rezepte stammen aus *Großmutters gute Weih-
nachtsbäckerei* von Ursula Regnet und Helene von Lichtenfels,
Goldmann-Ratgeber 10569. Mit freundlicher Genehmigung
des Wilhelm-Goldmann-Verlages, München.)

PFEFFERKUCHEN: In einem großen Tiegel werden 650 Gramm
Honig und 250 Gramm Zucker soweit erhitzt, daß sich der
Zucker im Honig vollständig auflöst. Dann nimmt man den
Tiegel vom Feuer, läßt die Masse etwas abkühlen und gibt 125
Gramm Butter, 125 Gramm Butterschmalz, zwei ganze Eier,
einen Teelöffel Zimt, einen Teelöffel Kardamom, einen Tee-
löffel gemahlene Nelken, einen halben Teelöffel Piment und
zwei Teelöffel in warmem Wasser aufgelöste Pottasche hinzu.

Das Ganze wird noch einmal kräftig verrührt, dann werden 1¼ Kilo Mehl (zur Hälfte Roggen- und Weizenmehl) darunter-geknetet. Der Teig wird so lange geknetet, bis er speckig glänzt. Dann kommt er in eine geräumige Schüssel, wird zugedeckt und bleibt nun an einem warmen Platz mindestens vierzehn Tage ruhen. Dann werden aus dem Teig kirschgroße Kugeln geformt und bei milder Hitze ausgebacken. Man kann den Teig auch ausrollen, in Formen ausstechen, in Rauten schneiden. Pfefferkuchen versieht man noch warm mit Punsch-glasur: Puderzucker mit einigen Teelöffeln Rum oder Arrak glatt rühren und mit dem Pinsel auftragen. Pfefferkuchen müssen zehn Tage liegen, bis sie weich werden. In luftdicht verschlossener Dose aufbewahrt sind Pfefferkuchen ein Jahr haltbar und frisch.

WEINBEISSER: 500 Gramm Honig werden mit 125 Gramm Zuk-ker, zwei Eiern, einem Teelöffel Backpulver, einem halben Teelöffel Zimt, einer Messerspitze Nelken, und dem Abgerie-benen einer halben (ungespritzten) Zitrone und einer halben (ungespritzten) Orange versetzt. Unter Beimengung von 500 Gramm Mehl ergibt sich ein Teig, der dünn ausgewalkt und ausgestochen wird. Bei mittlerer Hitze (200 Grad) im Rohr backen. Ausgekühlt mit dünner Zuckerglasur bestreichen.

HONIGSCHNEE macht ein bißchen Arbeit, ist aber köstlich: Das Weiß von zwei Eiern wird schaumig geschlagen. Man gibt zwei Eßlöffel Zitronensaft und eine Prise Salz dazu und schlägt weiter, bis das Eiweiß steif ist. Drei Eßlöffel Honig läßt man hierauf in kleiner Menge zutropfen und schlägt weiter. Soll-ten sich die Phasen trennen, kräftig weiterschlagen. Man ser-viert mit frischen Früchten (Johannisbeeren, Stachelbeeren, Orangen, Äpfeln, Ananas oder überhaupt Fruchtsalat).

*Anhang I: Rezepte* 157

Am köstlichsten sind ausgereifte Brombeeren oder Heidelbeeren.

HONIGPASTILLEN sind eine provenzalische Spezialität: Man bringt 250 Gramm Rohzucker mit einem achtel Liter Wasser langsam auf kleinem Feuer zum Kochen. Dann fügt man 250 Gramm Waldhonig hinzu und läßt fünf Minuten weiterkochen. Vom Feuer nehmen, fünf Tropfen Bergamotteöl (aus der Apotheke) hinzufügen und mit einem Kaffeelöffel auf eine Marmorplatte (irgendein Stein oder ein Backblech tut's auch) gießen.

HONIGNUDELN dagegen stammen aus Rußland: 250 Gramm Mehl werden mit Salz und drei Eiern zu einem nicht zu festen Teig geknetet. Man läßt kurz ruhen, rollt dünn aus und schneidet etwa fünf Zentimeter lange Nudeln, die in siedendem Fett (Öl, Butterschmalz, Margarine) unter Wenden goldbraun gebacken werden. Warm stellen. Inzwischen werden 200 Gramm Honig mit 30 Gramm Zucker erhitzt, bis sich der Zucker gelöst hat. Dann schüttet man die Honigmischung über die Nudeln und vermischt das Ganze gut. Heiß servieren.

Das wichtigste Honiggetränk ist wohl Met; es ist gleichzeitig das älteste alkoholische Getränk der Menschheit. Grundsätzlich entsteht Met von selbst, wenn man Honig offen stehenläßt. Die hygroskopische Masse zieht Wasser aus der Umgebungsluft an, verdünnt sich auf diese Weise selbst – und beginnt bei entsprechender Verdünnung von selbst zu gären. Besser ist es freilich, wenn man den Prozeß unter Kontrolle hat.

MET nach Edmund Herold [55; 120]: 37 Kilo Honig werden in 100 Liter weichem Wasser (Regenwasser) gelöst. Man fügt je 10 Gramm Weinstein- und Zitronensäure hinzu, fünf ganze

Stangen Zimt, eine halbe Dose geriebene Muskatnuß, zwei walnußgroße Stücke Ingwer, einen viertel Beutel gemahlene Nelken, acht Fingerspitzen Melisse. Man kocht das zwei Stunden lang und hebt den sich bildenden Schaum ständig ab. Dann gibt man eine halbe bis eine ganze Stange Bäckerhefe dazu und hängt die Gewürze in einem Leinenbeutel ein. Auf 20 bis 25 Grad halten, nach zwei Monaten zum erstenmal abstechen, nach weiteren sechs Monaten in Flaschen füllen. Herold fügt hinzu, ein solcher Met hätte 14,3 Grad Alkohol.

HOPFENMET: 600 Gramm Honig in sechs Liter Wasser lösen. 12 Gramm Hopfen werden in Wasser zehn Minuten lang gekocht und hinzugefügt. Dann mischt man 18 Gramm Hefe unter die Flüssigkeit (vorher anrühren) und läßt sie sechs Tage in einem offenen Gefäß gären. Abfüllen, fest verkorken. Anmerkung: Ideal zur Verwertung der beim Schleudern anfallenden Honigreste.

BÄRENFANG ist ein ziemlich »bissiges« Getränk aus dem Osten. Honig und Weingeist (96prozentiger unvergällter Alkohol) werden zu gleichen Teilen gemischt und einige Wochen stehengelassen. Wenn das Ganze klar ist, mit destilliertem oder mindestens abgekochtem Wasser (soviel wie Alkohol) verdünnen, wenn notwendig filtrieren. In Flaschen füllen und gut verschließen.

ALKOHOLFREIE HONIGGETRÄNKE waren seit jeher der Phantasie ihrer Erfinder überlassen. Man kann entweder Milch mit Honig und einer Prise Vanillezucker trinken oder einfach Honigwasser oder Honig mit Kirschensaft (Weichselkirschen eignen sich besonders) mischen. Auch Milch, Hefe, Pollen, und Honig lassen sich zu einem bekömmlichen, nährstoffreichen Aufbautrank mixen.

*Anhang I: Rezepte*                                                    159

ERFRISCHUNGSGETRÄNK: Ein Teelöffel Honig wird mit einem
Teelöffel Apfelessig (es muß unbedingt Apfelessig sein!) in
einem Glas Wasser gelöst. Wird auch bei Verdauungsstörungen, Arthritis, Fettsucht und Blutdruckproblemen empfohlen.

AROMAHONIGE: Mit wenigen Tropfen eines ätherischen Öls
lassen sich Aromahonige produzieren. Als Öle kommen in
Frage Lavendel, Pfefferminze, Bergamotte, Fenchel, Rose.
Vorsicht: Nicht überdosieren, sondern vorher in geringer
Menge ausprobieren. Aromahonige dienen zur Abwechs-
lung als Nachtisch oder zur Aromatherapie. Auf das Naturbu-
kett des Honigs achten! Manche Aromen vertragen sich
schlecht, andere wieder vorzüglich (zum Beispiel Lavendelöl in
Akazienhonig: fünf Tropfen Öl pro 500 Gramm Honig reichen).

## 2. Medizinische Rezepte mit Honig

Früher einmal war Honig als »Grundlage« in der pharmazeuti-
schen Kunst weit verbreitet. In einigen Ländern, insbesondere
in Osteuropa, sind etliche der folgenden Zubereitungen noch
üblich.

GEREINIGTER HONIG (Mel depuratum) ist die Basis: Verdünnter
Honig wird mit weißem Ton im Wasserbad erwärmt, anschlie-
ßend heiß filtriert und eingedickt.

SAUERHONIG (Oxymel simplex) ist eine Mischung von 99 Prozent
gereinigtem Honig und einem Prozent Eisessig.

ROSENHONIG (Mel rosatum): 100 Gramm zerschnittene Rosenblätter mit 500 Gramm Alkohol (65 Prozent) 24 Stunden lang in einem verschlossenen Gefäß bei Zimmertemperatur und unter wiederholtem Schütteln stehenlassen. Die filtrierte, abgepreßte Flüssigkeit wird schließlich mit 900 Gramm gereinigtem Honig und 100 Gramm Glyzerin auf ein Kilogramm eingedampft.

BORAXHONIG entsteht aus Rosenhonig, wenn man 5 Gramm Borax in 95 Gramm Rosenhonig löst. Boraxhonig wird, wie Rosenhonig, bei Wunden, Furunkeln, Ausschlägen und Ekzemen angewendet.

FENCHELHONIG (Mel foeniculi) wird aus gleichen Teilen gereinigtem Honig und Fenchselsirup gewonnen. Hilft gegen Verdauungsbeschwerden, Blähungen, Sodbrennen und Verstopfung.

Wie bereits in der »Kleinen Geschichte des Honigs« in diesem Buch angedeutet wurde, spielt Honig in der Medizin der heiligen Hildegard von Bingen eine große Rolle. Manchmal dient er offensichtlich dazu, bestimmte Zubereitungen zu süßen (als »Geschmacksdroge«, würde die Pharmazie heute dazu sagen). Aber der Schein kann trügen...

HERZWEIN: Wen es im Herz, in der Milz oder in der Seite schmerzt, der koche Petersilie in Wein, gebe mäßig Essig und ausreichend Honig dazu, seihe es durch ein Tuch und trinke es häufig, und er wird gesund werden [58; 1159 A]. Diese etwas rohe Angabe der Heiligen präzisiert der Hildegard-Mediziner Dr. Gottfried Hertzka [56; 74]: »Nimm acht große [oder auch mehr] frische Petersilienstengel [Blätter] und gib sie in einen Liter guten Wein und dazu noch [je nach Geschmack und

*Anhang I: Rezepte* 161

gewünschter Süße des Weines] ein bis zwei Eßlöffel reinen Weinessig, bringe dies alles zum Kochen und koche es zehn Minuten lang kräftig ab. Vorsichtig: schäumt! Hernach füge noch ein gutes halbes Pfund reinen Bienenhonig zu und koche alles zusammen noch einmal vier bis fünf Minuten bei kleiner Flamme. Jeder echte Bienenhonig genügt, es kann auch ausländischer sein. Heiß und sorgfältig abseihen und heiß in gut gereinigte medizinische Halb-Liter-Glasfläschchen mit Schraubdeckel [aus der Drogerie] abfüllen. Fertig.« Anwendung: Bei Herzstechen (Wetter) oder bei Aufregungen, bei echten Herzleiden als Unterstützung medikamentöser-ärztlicher Therapie, bei Stauungen im Herz- und Bauchbereich, bei Herzwassersucht. Hertzka fügt hinzu, man solle ja nicht den Mut verlieren und getrost sich selbst seinen Herzwein kochen. Wie so oft in der Hildegard-Medizin scheint es darauf anzukommen, daß der Kranke sich seine Arznei selbst zubereitet.

SPEIK-LAVENDEL-WEIN hilft gegen Leber- und Lungenbeschwerden: »Wer Speik[lavendel] mit Wein kocht oder, wenn er Wein nicht hat, mit Wasser und Honig kocht und das häufig warm trinkt, wird die Schmerzen in seiner Leber und Lunge und die Dumpfheit [»dumphedinem« steht im Original] in seiner Brust mindern und seinen Geist reinigen« [58; 1140 C].

EDELKASTANIENHONIG wirkt, so Hildegard, nicht nur gegen Leberschmerzen, sondern schmeckt auch köstlich: »Wen es in der Leber schmerzt, der zerstoße [Edelkastanien-]Kerne häufig, lege sie in Honig und esse sie mit ebendiesem Honig, und seine Leber wird geheilt werden« [58; 1227 B].

## 3. Rezepte mit Propolis

Propolis anzuwenden ist gar nicht schwierig. Wie berichtet hat Aargaard bei seinem Schnupfenanfall Propolis einfach im Mörser zerstoßen und das Pulver in heißem Wasser aufgenommen. Das ist unrentabel, weil sich Propolis in Wasser kaum löst. Das ideale Lösungsmittel ist Alkohol.

PROPOLISLÖSUNG: Haben Sie reine Propolis (meist in Form von Pulver oder Granulat) verfügbar, brauchen Sie weiter nichts zu tun, als die entsprechende Menge aufzulösen: Für eine zehnprozentige Lösung brauchen Sie 10 Gramm Propolis und 90 Gramm Alkohol. Entweder stehenlassen und gelegentlich umschütteln (Gefäß verschlossen halten) oder im Wasserbad bis auf 50 Grad erwärmen. Gehen Sie höher, kann nicht viel passieren, außer daß Alkohol (Kochpunkt 78,3 Grad) wegdampft und damit verlorengeht. Aber die erhaltene Lösung können Sie nach Belieben weiter verdünnen.

Rohpropolis ist zwar schwerer zu erhaltan, aber zumeist erheblich billiger. Vielleicht kann Ihnen ein bekannter Imker dabei helfen. Man kratzt das Kittharz von den Rähmchen oder von anderen Stellen des Bienenhauses (Ritzen, Löcher werden damit verkittet) und löst es in Alkohol. Sand, Holz, tote Bienen und andere Fremdkörper lösen sich nicht und werden durch Filtrieren entfernt. Man benützt entweder ein nicht zu hartes Filter (Rundfilter) oder schneidet Filtrierpapier zu oder nimmt einfach ein Kaffeefilter.

Haben Sie die Rohpropolis vorher gewogen, so können Sie nach Abdampfen des Alkohols und Wägen der Trockne die Ausbeute bzw. den Reinheitsgrad Ihrer Propolis bestimmen. Haben Sie etwa 100 Gramm eingewogen und bekommen Sie rein 70 Gramm heraus, hatten Sie es mit sehr reiner Propolis zu

*Anhang I: Rezepte* 163

tun. Verunreinigungen bis zu 50 Prozent kommen vor. Eine standardisierte Lösung herzustellen wird nun nicht schwerfallen. Wenn Sie den Reinheitsgrad kennen, wägen Sie einfach Alkohol und Rohpropolis zusammen. Für eine 50-Prozent-Lösung in unserem Beispiel brauchen Sie 100 Gramm Propolis und 70 Gramm Alkohol. Am besten ist der 96prozentige, er löst gut. Aber auch der 70prozentige tut seine Dienste. Selbstverständlich dürfen Sie nur reinen (medizinischen) Alkohol und keinen vergällten verwenden.

Meistens wird man jedoch mit einer zehnprozentigen Lösung (100 Gramm Rohpropolis in 630 Gramm Alkohol) das Auslangen finden, die dann noch weiter verdünnt werden kann. Handelsüblich sind Lösungen mit 5, 7 und 10 Prozent; selten kommen auch 15 oder 20 Prozent vor.

PROPOLISÖL können Sie zum Beispiel mit einer zehnprozentigen Lösung machen: Sie mischen die Lösung zu gleichen Teilen (jetzt sind das Volumenteile) mit Rizinusöl. Gut homogenisieren – damit haben Sie ein wunderbares Öl gegen Hämorrhoiden, Schrunden und Risse in der Analgegend oder zum (sanften!) Bepinseln von Krampfadern, Ulcera cruris oder Prellungen. (Akute Wunden, wie Schnitt- oder Stichverletzungen behandelt man, wenn sie nicht zu groß sind, besser mit Propolistinktur. Der Alkohol brennt zwar, verdunstet aber rasch. Die zurückgebliebene Propolis bildet einen die Wunde schützenden Film.)

HONIG MIT PROPOLIS ist, so Sie ihn nicht zu kaufen vorziehen (er ist manchmal schwer erhältlich), ebenso durch Zusammensichen von Propolislösung mit Honig zu erhalten. Hier sollten Sie, um den Alkoholanteil nicht zu hoch anzusetzen, von einer 50-Prozent-Lösung ausgehen. 10 Gramm Lösung mit 100

164                                    *Anhang I: Rezepte*

Gramm Honig ergeben genau den Gehalt von fünf Prozent
Propolis, die dem Propolishonig die beste therapeutische Wirksamkeit sichern. Mehr Propolis beizufügen bringt nichts
[123].

PROPOLISSALBE könnnen Sie sich aus 20 Gramm reiner Propolis,
30 Gramm Vaseline, 30 Gramm Rindertalg und 20 Gramm
Lanolin bereiten. Die Salbengrundlage einfach in einem Tiegel
(im Wasserbad) schmelzen und die Propolis dazugeben. Sie
muß entweder in Pulverform oder in gelöster Form vorliegen
(das Lösungsmittel Alkohol im Wasserbad wegdampfen).

PROPOLISPULVER erhalten Sie, indem Sie die Propolis zu einer
Wurst kneten. Legen Sie die Wurst mehrere Stunden lang ins
Tiefkühlfach Ihres Kühlschrankes und reiben Sie sie dann auf
einem Reibeisen in die flüssige Salbengrundlage. Umrühren,
erstarren lassen, fertig!

PROPOLISPFLASTER: Wenn Sie Wachs verflüssigen und mit Propolislösung und Honig (100 Gramm Wachs, 30 Gramm zehnprozentige Propolislösung, 20 Gramm Honig) versetzen, erhalten
Sie nach dem Erkalten eine pastöse Masse, die sich für
Umschläge und Pflaster (Geschwüre, zum Beispiel Ulcus cruris), Frostbeulen, aber auch für frische Wunden und als Kau-
masse gegen Parodontose und Entzündungen in der Mundhöhle eignet. Nach Ansicht der Volksmedizin verschiedener
Balkanländer ist eine solche Masse, vor allem wenn sie aus
dunklem Wabenwachs oder aus Bienenbrot hergestellt wurde ,
sehr wirksam gegen bösartige Geschwüre (Brustdrüsenge-
schwüre und Abszesse oder Neoplasmen der Haut). Meist wird
sie aus 100 Gramm Wabenhonig und 20 Gramm pulverisierter
Reinpropolis hergestellt. Sie wird auch bei Strahlenschäden,

*Anhang I: Rezepte* 165

Vergiftungen und Verätzungen der Haut verwendet [vorher Erste Hilfe und ärztliche Versorgung!].

Wichtig: Alle Propoliszubereitungen sind lichtempfindlich! Man sollte sie daher immer in dunklen Gläsern oder Tiegeln, jedoch niemals in Metall aufbewahren. Und auch Kühle tut gut – ein guter Keller genügt, aber es kann auch ein Kühlschrank sein.

Von Bienengift und Gelée royale lassen Sie, wenn Sie kein Apotheker sind, am besten die Finger; hierfür sind Fachleute zuständig.

## 4. »Doktor Biene« in der Kosmetik

Es gibt zahlreiche Produkte auf dem Markt, die der Schönheit dienen: Creme mit Gelée royale, mit Propolis, mit Honig. Es gibt Gesichtswasser, Abschminklösungen, Tages- und Nachtcremes. Viele Produkte zahlreicher Hersteller konkurrieren auf diesem großen Markt. Die meisten Rezepturen sind Betriebsgeheimnis. Zudem verwenden viele Kosmetikerinnen eigene Zubereitungen. Hier wird es vor allem auf die richtige Beratung und die Erfahrung ankommen, welches Produkt zu welcher Haut paßt. Deshalb soll hier nur ein allgemeines Rezept auf der Basis von Honig, Gelée royale und Propolis gebracht werden, das sich sozusagen als Universal-Nähr- und Regenerationscreme für die Haut bewährt hat.

HAUTNÄHRCREME: Je 250 Gramm Propolishonig, Akazienhonig und Honig mit Gelée royale werden gut miteinander vermischt (nicht erwärmen!). Hat man diese Bestandteile nicht, geht man von etwa 400 Gramm Akazienhonig aus und fügt 3 bis 4 Gramm Gelée royale, das als Lösung in Fläschchen oder Ampullen erhältlich ist, 3 bis 4 Gramm Propolis (also 40 Gramm alkoholische Propolislösung, 10 Prozent) und fünf Tropfen Lavendelöl hinzu. Ist alles durch Rühren gut homogenisiert, werden je ein Teelöffel Maiskeimöl, Süßmandelöl und Avocadoöl zugesetzt. Wieder gut durchrühren – fertig! Aufbewahren in einem Tiegel oder in einem dunklen Glas (gut verschließbar), am besten im Kühlschrank, dann hält sich diese Nährcreme monatelang. Sie werden sehen, wie Ihre Haut unter der Wirkung dieses köstlichen Ölhonigs Unreinheiten verliert und zu regenerieren beginnt!

# Anhang II: Adressen

Die Erwähnung von Heilmitteln, Produkten oder Spezialitäten im Text bedeutet nicht notwendigerweise, daß diese immer und überall lieferbar sind. Manches sind Sonderanfertigungen bestimmter Kliniken (z. B. Propolis-Vaginalzäpfchen), die ein Apotheker aber unschwer wird herstellen können. Anderes (etwa Propolis-Tampons) kann man selber machen.

Die genannten Produkte sind grundsätzlich über den Fachhandel (Apotheken, Drogerien, Reformhäuser) zu beziehen.

*Hauptlieferanten (Großhändler) sind:*

BRD
Erwin Hagen
Postfach 251
D-8228 Freilassing
Tel. 08654/2808

SCHWEIZ
Sanguisan-Vertrieb
Postfach 176
CH-9008 St. Gallen
Tel. 071/255238

ÖSTERREICH
Samson Ges.m.b.H.
Wolfgang-Schmälzl-Gasse 6
A-1020 Wien
Tel. 0222/267398

168                                            *Anhang II: Adressen*

*Detaillisten sind u. a. in der BRD:*

Elefanten-Apotheke
Lohbrügger Landstraße 2–4
D-2050 Hamburg

Internationale Apotheke Dr. B. Miller
Königstraße 70
D-7000 Stuttgart
Tel. 0711/296513

*In Österreich:*

Jauntal-Apotheke, Mag. Klaus Bauer
Kirchplatz 6
A-9141 Eberndorf
Tel. 04236/2625

# Literaturverzeichnis

1. ABELE, Ulrich, und STIEFVATER, Erich, W.: Aschner-Fibel. Haug, Heidelberg (4. Auflage), 1977.
2. ACKERMANN, Othmar: Beitrag zur Pollenanalyse niederösterreichischer und burgenländischer Honige. (Diss.) Wien, 1953.
3. AISCH, Frida: Ich koche mit Honig. Mar. Vereinsbuchhandlung, Innsbruck, 1938.
4. APIMONDIA: Apitherapie heute. Bukarest, 1980.
5. ARMBRUSTER, L.: Vom Bienengift als Heilmittel. Archiv für Bienenkunde, 18, 122–128 (1937).
6. ASCHNER, Bernhard: Behandlung des Gelenkrheumatismus und verwandter Zustände. Hippokrates, Stuttgart, 1949.
7. –: Lehrbuch der Konstitutionstherapie. Hippokrates, Stuttgart, 1933.
8. AVICENNA (Abu Ali El-Hosein Ben Abdalla Ibn Sina): Liber canonis totius medicinae. Ludguni, 1522.
9. ATYASOV, N. I., GUSEVA, M. P., und KUPRIYANOV, V. A.: Die Behandlung granulierender Wunden mit Propolis-Salben. UdSSR, o.J.
10. BACH, Edward: Blumen, die unsere Seele heilen. Hugendubel, München, 1979.
11. BACHMANN, Christian: Die Krebsmafia. Tomek, Monaco, 1981.
12. BACHMANN, Gerhard: Die Akupunktur – eine Ordnungstherapie. Haug, Ulm, 1959.
13. BINDER, Walter: Kittharz – die antibiotische Alternative. In: Naturheilpraxis 5/1979.

14. BOLŽAKOVA, V. F.: Die Verwendung von Propolis in der Dermatologie. UdSSR, o. J.

15. BRAUCHLE, Alfred: Das große Buch der Naturheilkunde. Prisma, Gütersloh, 1977.

16. BREUSS, Rudolf: Ratschläge zur Vorbeugung und Behandlung vieler Krankheiten. Krebs, Leukämie und andere scheinbar unheilbaren Krankheiten mit natürlichen Mitteln heilbar. Eigenverlag, Bludenz, o. J.

17. BRONDEGAARD, V. J.: »Harz« als Heilmittel in der Volksmedizin. Österreichische Apotheker-Zeitung, 33. Jg., 51/52 (22. 12. 1979).

18. CAILLAS, A.: Gagnez vingt ans de vie grâce aux abeilles. La Pensée Moderne, 1971.

19. –: Le ruche de rapport. Giens, 1963.

20. CHAUVIN, R.: Traité de biologie de l'abeille. 5 volumes. Masson, Paris, 1968.

21. ČIŽMÁRIK, J., und TRUPL, J.: Propolis-Wirkung auf Hautpilze. Pharmazie, 31 (1976).

22. –: Wirkung von Propolis auf Bakterien. Ebenda.

23. CRANE, Eva: Honey. A comprehensive survey. Heinemann, London, 1975.

24. DAHLMANN, Hellfried: Der Bienenstaat in Vergils Georgica. Akademie der Wissenschaften und der Literatur. Abhandlungen der geistes- und sozialwissenschaftlichen Klasse, Jg. 1954, Nr. 10. Verlag der Akademie der Wissenschaften und der Literatur in Mainz. Wiesbaden, 1954.

25. DARRIGOL, Jean-Luc: Le miel pour votre santé. Editions Dangles, St-Jean-de-Braye, 1979.

26. DETHLEFSEN, Thorwald: Schicksal als Chance. Bertelsmann, Gütersloh, 1980.

27. DIOSKORIDES, Pedanios: Materia medica. Paris, 1935.

*Literaturverzeichnis* 171

28. Döring, Harald: Die Welt der Biene. Kindler, München, 1956.
29. –: Königreich im Bienenkorb. Stalling, München, 1962.
30. DTV-Atlas der Physiologie. Thieme, Stuttgart, 1979.
31. Enciclopedia de la Cultura Española. Editora Nacional, Madrid, 1963.
32. Eckl, Emil: Erfahrungen mit Melbrosin-(Salvacol-)Massage-Creme in der Behandlung schmerzhaft-entzündlicher Prozesse im Doppelblindversuch. Reutte, 1980.
33. Evenius, Joachim: Das Honigbuch. Ehrenwirth, München, 1964.
34. Evers, Joseph: Warum Evers-Diät? Haug, Heidelberg, 1974.
35. Fang Chu: Recherches concernant la valeur thérapeutique de la propolis. In [124].
36. Feiks, Franz Klemens: Application locale d'extrait de propolis dans le traitement du zona. In [124].
37. –: Les extraits de propolis dans le traitement des maladies ulcéreuses. In [124].
38. –: The effect of Florapoll on the irradiation syndrome and in the climacterium virile. Klosterneuburg, 1974.
39. –: Über eine neue Möglichkeit der konservativen Therapie der Ulcuskrankheit. Klosterneuburg, o.J.
40. Fieser, Louis F., und Fieser, Mary: Lehrbuch der organischen Chemie. Verlag Chemie, Weinheim, 1957.
41. Filipič, B., und Likar, M.: Activité antiherpétique de la propolis, de la gelée royale et de l'interféron. In [124].
42. –: Inhibitory effect of propolis and royal jelly on some viruses. Interferon Scientific Memoranda, Buffalo, USA, April 1976.
43. Frisch, Karl von: Aus dem Leben der Bienen. Springer, Wien, 1948.

172                                                  *Literaturverzeichnis*

44. FRITSCHE, Herbert: Erlösung durch die Schlange. Klett, Stuttgart, 1953.

45. FUNKE, Hans: Das Phänomen der Phytonzide. Naturheilpraxis 2/1980.

46. FURLENMEIER, Martin: Wunderwelt der Heilpflanzen. Rheingauer Verlagsgesellschaft, Eltville, 1978.

47. GALENOS, Klaudios: Opera omnia. Hervagius et Frobenius, Basileae, 1538.

48. GERSON, Max: Eine Krebs-Therapie. 50 geheilte Fälle. Hyperion, Freiburg, 1961.

49. GÜRTLER, Josef: Klinische Ergebnisse der Zusatztherapie mit Blütenpollen bei chronischen Infekten und Inappetenz. Z. Ther. 4 (1966), 275.

50. HALLER, Albert von: Lebenswichtig aber unerkannt. Phytonzide schützen das Leben. Verlag Boden und Gesundheit, Langenburg, 1977.

51. HANSSEN, Maurice: The healing power of pollen. Thorsons, Wellingborough, 1979.

52. HARNAJ, V.: Propolis. Bukarest, 1975.

53. HEILKRÄUTER. Verlag Freunde der Heilkräuter, Karlstein an der Thaya, 1980.

54. HERNUSS, Peter, MÜLLER-TYL, E., SALZER, H., SINZINGER, H., WICKE, L., PREY, T., und REISINGER, L.: Pollendiät als Adjuvans der Strahlentherapie gynäkologischer Karzinome. Strahlentherapie 150 (1975), 500–506.

55. HEROLD, Edmund: Heilwerte aus dem Bienenvolk. Ehrenwirth, München, (7. Auflage), 1982.

56. HERTZKA, Gottfried: So heilt Gott. Christiana-Verlag, Stein am Rhein, 1976.

57. –: Das Wunder der Hildegard-Medizin. Christiana-Verlag, Stein am Rhein, 1978.

58. HILDEGARDIS ABATISSA BINGENSIS: Liber subtilitatum

*Literaturverzeichnis* 173

diversarum naturarum creaturarum. Opera omnia. Patrologiae cursus completus, Ser. lat., Migne, Paris, 1855.

59. HILL, Ray: Propolis, the natural antibiotic. Thorsons, Wellingborough, 1977.

60. HIPPOKRATES, Cous: Omnia opera. Aldus, Venetiis, 1526.

61. HOHENHEIM, Theophrastus von, genannt PARACELSUS: Werke. Hrsg. Will-Erich Peuckert, Wissenschaftliche Buchgesellschaft, Darmstadt, 1976.

62. HRISTEA, C., und IALOMITEANU, M.: Produsele albinelor în sprijinul sănătăţii omului. Bucureşti, 1972.

63. HUFELAND, Christoph Wilhelm: Enchiridon medicum, Berlin, 1838.

64. HUMER, Johann: Nektar- und Pollenuntersuchungen an sammelnden Honigbienen. (Diplomarbeit.) Wien, 1981.

65. ISSELS, Joseph: Grundlagen und Richtlinien für eine interne Krebstherapic. Hippokrates, Stuttgart, 1953.

66. –: Immunotherapy in progressive metastatic cancer. Clinical Trials Journal, 7, Nr. 3, 357–366. London, 1970.

67. JACHIMOWICZ, Theodor: Bienenzucht und ihre wirtschaftliche Bedeutung für Österreich. Wissenschaftliche Nachrichten, Nr. 49, Januar 1979. Bohmann, Wien, 1979.

68. –: L'air provenant de la ruche, a-t-il un effet curatif? In [124].

69. JOIRISCH, N.: Les propriétés médicinales du miel et du venin d'abeilles. Moskau, 1960.

70. –: Les abeilles, pharmaciennes ailées. Moskau, 1968.

71. JORDAN, Roland: Kleine Bienenkunde. Agrarverlag, Wien, 1964.

72. KARIMOVA, Z. Kh., und RODIONOVA, E. N.: Die Verwendung von Propolis in der Behandlung der Lungen- und Bronchientuberkulose. UdSSR, o. J.

174                                                    *Literaturverzeichnis*

73. KERN, Maks: Propolis als Heilmittel in der otorhinolaryn-
    gologischen Praxis. Ljubljana, o. J.

74. KERN, Maks, ŠOBA, Erika, et BUDIHNA, Marjan: Apicom-
    plex comme produit protecteur dans le cas du radiummu-
    cositis. In [124].

75. KIVALKINA, V. P., BELOŽEROVA, G. A., und KAMALOV, G.
    H.: La stimulation de l'immunogenèse avec propolis dans
    l'immunisation des animaux à la maladie Aueski. In [124].

76. KLUGE, Friedrich: Etymologisches Wörterbuch der deut-
    schen Sprache. 19. Auflage, Walter de Gruyter, Berlin,
    1963.

77. KORAN. Reclam, Stuttgart, 1960.

78. LERNER, Franz: Aber die Biene nur findet die Süßigkeit.
    Econ, Düsseldorf, 1963.

79. MAURIZIO, Anna, und GRAFL, Ina: Das Trachtpflanzen-
    buch. Ehrenwirth, München, 1969.

80. MAVRIĆ, N., OSMANAGIĆ, I., und VOLIĆ, E.: Le traitement
    des dystrophies du col uterin par la propolis. In [124].

81. MESSÉGUÉ, Maurice: Heilkräuterlexikon. Molden, Wien,
    1976.

82. –: Von Menschen und Pflanzen. Molden, Wien, 1972.

83. METZNER, J., BEKEMEIER, H., SCHNEIDEWIND, E.,
    SCHWAIBERGER, R.: Bioautographische Erfassung der anti-
    mikrobiell wirksamen Inhaltsstoffe von Propolis. Phar-
    mazie, 30, 12, 799–800 (1975).

84. METZNER, J., SCHNEIDEWIND, E.: Einfluß von Pinocembrin
    auf den Verlauf der experimentellen Candida-Infektion
    der Maus. Mykosen, 21, 8, 257–262 (1978).

85. METZNER, J., BEKEMEIER, H., SCHNEIDEWIND, E., WENZEL,
    U.: Pharmakokinetische Untersuchungen des Propolisin-
    haltsstoffes Pinocembrin an der Ratte. Pharmazie 34, 3,
    185–187 (1979).

*Literaturverzeichnis* 175

86. Mörike, Klaus D., Betz, Eberhard, und Mergenthaler, Walter: Biologie des Menschen. Quelle & Meyer, Heidelberg, 1973.

87. Moschionos: Peri ton gynaikeion pathon. Gräffer & Soc., Wien, 1793.

88. Novum Testamentum Graece (Ed. Nestle). Privilegierte Württembergische Bibelanstalt, Stuttgart, 1936.

89. Orkin, V. F.: La propolis dans le traitement de la prostatite chronique. In [124].

90. Osmanagić, Izet: A clinical testing of the effect of the preparation »Florapoll« in cases of the irradiation syndrome carried out at the Endocrinological Departement of the University Clinic for women of the Medical Faculty in Sarajevo. Sarajevo, 1973.

91. –: Doppelblindtest mit Melbrosia executive bei verminderter Beischlaf- und Zeugungsfähigkeit der Männer. Sarajevo, 1979.

92. –: Klinische Überprüfungen der Wirkung des Präparates Melbrosia p.l.d. bei Frauen mit klimakterischem Syndrom. Sarajevo, 1972.

93. –: Report of the preventive properties of propolis against influenza. Sarajevo, 1976.

94. Osmanagić, I., Biljenki, D., Mavrič, N.: L'action thérapeutique des »Melbrosia« dans la maladie d'irradiation. In [124].

95. Osmanagić, I., Mujezinović, N., Pokrajčić, Lj.: Le traitement de la dysménorrhée avec melbrosin chez les adolescentes. In [124].

96. Pfeiler, Franz: Bienenhonig als Herzmittel. (Diss.) Wien, 1943.

97. Philipp, Helmuth: Die Formentwicklung der Futtersaft-

drüse von Apis mellifica bei Fütterung von Eiweißstoffen und Pflanzensirupen. (Diss.) Wien, 1956.

98. PLINIUS, Gaius Secundus: Naturae historiarum libri XXXVII. Gothae, 1855.

99. POPESKOVIĆ, D., KHANFAR, M. H., PETROVIĆ, Z., und DIMITRIJEVIĆ, M.: L'étude parallele de l'action des fractions de propolis sur les cultures trichomonas (T. vaginalis, T. gallinae et T. microti). In [124].

100. PORST, Walther: Untersuchungen über unspezifische Therapie: Beeinflussung der Leukozytenzahl und des Serumglobulingehaltes durch Einreibungen mit Bienengift. (Diss.) Wien, 1941.

101. REUBEN, David: Diät, die das Leben rettet vor Krebs, Infarkt. Desch, München, 1976.

102. ROOKS, V. P.: The use of propolis in the treatment of nonspecific endobronchitis. UdSSR, o. J.

103. SALOMON, Werner: Frauen in den Wechseljahren. Hamburg, 1982.

104. SANDER, Friedrich: Die Darmflora in der Physiologie, Pathologie und Therapie des Menschen. Hippokrates, Stuttgart, 1948.

105. SANDER, Johannes: Krankenhaushygiene in Niedersachsen. Hannover, 1982.

106. SCHELLER, Stanislaw: In-vitro-Untersuchungen der Empfindlichkeit von Candida auf Propolis. Initiale Beurteilung von Propolis-Präparaten in der Behandlung der von Candida verursachten Vaginaentzündungen. Polen, 1980.

107. SCHNEIDEWIND, E., BUGE, A., KALA, H., METZNER, J., und ZSCHUNKE, A.: Identifizierung eines aus Propolis isolierten, antimikrobiell wirksamen Inhaltsstoffes. Pharmazie 34, 2, 103–106 (1979).

*Literaturverzeichnis* 177

108. SCHNEIDEWIND, E., KALA, H., LINZER, B., und METZNER, J.: Zur Kenntnis der Inhaltsstoffe von Propolis. Pharmazie 30, 12, 803 (1975).

109. SCHWENINGER, Ernst: Der Arzt. Madaus, Radeburg, 1926.

110. SEEGER, P.-G.: Die lebenswichtige Bedeutung einer lebendigen Nahrung und die Aktivierung deren Verwertung durch das Diätetikum »Pollen-Diät-Zellfit«. Erfahrungsheilkunde 12, 836–841. Haug, Heidelberg, 1978.

111. –: Immungeschehen und Krebs. Semmelweis-Institut, Bremen, 1980.

112. SMOLNIG, Erich: Die Demaskierung des Krebsproblems. Carinthia, Klagenfurt, 1979.

113. SNEGOTSKA, Otto: Krebs, Diagnose und Therapie. Eigenverlag, Berlin, 1976.

114. STANLEY, R. G., und LINSKENS, H. F.: Pollen. Springer, Berlin, 1974.

115. STÖGER, Richard: Älter werden – aber ohne Krebs. Maudrich, Wien, 1981.

116. SUCHY, Henryk: Bestimmung der Sensivität von Trichomonas vaginalis auf Propolis. Goczalkowice Zdroj, 1978.

117. SUCHY, Henry, und SUCHY, Maria: L'action de la propolis et du produit melbrosia chez les femmes avec le syndrome ménopausique. In [124].

118. TANASIENKO, Y. S.: The use of propolis for the prophylaxis and treatment of chronic an non-specific inflammation of the lungs and bronchial-asthma of children. UdSSR, o. J.

119. TEKAVČIĆ, Bogdan: Clinical examinations on dysmenorrhoe in girls and the climacteric syndrome in women. Ljubljana, o. J.

120. TERČ, Filip: Über eine merkwürdige Beziehung des Bienenstiches zum Rheumatismus. Wiener medizinische Presse, 35 (1888).

178                                                    *Literaturverzeichnis*

121. – : Der Bienenstich als Heilmittel gegen Rheumatismus. Steirischer Bienenvater, 1904.

122. THORAH. The Bible Society, Thetford, Norfolk.

123. TJINDARBUMI, Didid, POETIRAY, Evert, and SIMANDJUNTAK, Togar: The use of Florapoll as supplement therapy to various malignant cancer cases in the departement of surgery, Dr. Tjipto Margunkusumo Hospital. Jakarta, 1974.

124. TROISIÈME SYMPOSIUM INTERNATIONAL D'APITHÉRAPIE. Portorož, Yougoslavie, 1978.

125. TSITSIN, N.: American Bee Journal, 1964.

126. UCCUSIC, Paul: Naturheiler. Ariston, Genf, 1978.

127. – : Nur die Natur heilt. Imago mundi, 1980.

128. – : Psi-Resümee. Ariston, Genf, 1975.

129. URBAN, Peter: Parapsychologie – Schicksalsforschung zwischen Psychologie und Astrologie. Herder, Wien, 1974.

130. VARRO, Marcus Terentius: Rerum rusticarum libri tres. Ex recensione Henrici Keil. Lipsiae, 1884.

131. VASILEV, V., MANOVA-KANAZIREVA, St., und TODOROV, V.: Heilung von Moniliasis albicans und Intertrigo bei Säuglingen mit Propolis. Sofia, o.J.

132. VESTER, Frédéric: Krebs – fehlgesteuertes Leben. dtv, Stuttgart, 1977.

133. ZANDER, Enoch, und KOCH, Albert: Der Honig. (Band 6 des Handbuches für Bienenkunde). Stuttgart, 1927.

# Namen- und Sachregister

und kurzgefaßtes Indikationsverzeichnis

Aargard 78, 134 f., 162
Abfall 27
Abführmittel: Propolis-Lactose-Kapseln 57, 67 f., 86, 95, 159
Abgespanntheit 133
Abnehmen 103 f.
Abnützungserscheinungen 127
Abszeß, äußerlich: alkoholische Propolislösung; innerlich: Blutreinigungstee 6 f., 128, 164
–, periproktisches Rizinus-Propolis-Öl 131
Abwehr 57, 65, 84, 105, 125
– kräfte 90
– reaktion 145
–, Stärkung der körpereigenen: Honig, Pollen-Gelée-royale-Kombipräparate (Melbrosia executive, Melbrosia p.l.d.)
Administration 12
Afrika 69
Agnes 42
Ägypten 35, 42 f., 72, 109, 116, 144
Akazienhonig 66, 159, 165
Akazin 66
Akne, äußerlich: Propolisgesichtswasser und Propoliscreme; innerlich: Blutreinigungstees und Pollen-Gelée-royale-Kapseln 110, 120 f., 129
Aktivität, optische 48 ff.
Akupunktur 144
Akutmedizin 11
Alanin 75
Aldehyd 52, 67
Alexander Trallianus 113
Alkalische Phosphatase 83
Alkaloide 78
Alkohol 52, 61 f., 64, 130 f., 138, 157 ff., 162 ff.
Alkoholmißbrauch 16, 109
Alleinanspruch 11
Allergien 57, 65, 72, 79, 104, 118, 144
Alpbach 13 f.
Alpen 131
Alter: regelmäßige Einnahme von Pollen-Gelée-royale-Präparaten

(Melbrosia executive, Melbrosia p.l.d., Florapoll) 108
Alterserscheinungen 86, 133
Altersflecken, Rizinus-Propolis-Öl 110
Altersheilkunde, siehe Geriatrie
Alterskrankheiten 80
Altertum 133
Altes Testament 12, 36
Ambrosia ssp. 72
Ambrosius 42
Ameise 23, 45
Ameisensäure 51, 143
Amenorrhöe: Pollen, Gelée royale, Propolis 133
Amerika 65, 140
α-Aminobuttersäure 75
Aminosäuren 52, 62, 74 ff., 82, 88, 115, 143
Ammenbiene 24, 26, 73, 137
Amylalkohol 67
Amylase 51
Anabolica 80, 102
Analfistel 131
Anämie: Pollen-Gelée-royale-Präparate; siehe Blutarmut
Androgene 82
Angina pectoris 67
Angina tonsillaris: Gurgeln mit einer Lösung von 5 Tropfen alkoholischer Propolislösung in einem Glas Wasser; Propoliskaubonbons 128
Anisidin 64
Anthropologe 14
Antiallergikum 145
Antibiotikaschäden des Darmes: als Diät Kefir, saure Milch; zur Unterstützung Propolis-Lactose-Kapseln 132
Antibiotikum 16, 77, 111, 115, 118, 120
Antidosis 39
Antike 34, 60, 121
Antimykotikum: Propolislösung 116, 118
Antiseptikum: Propolislösung 39, 68, 116
Antistin 145
Antivirale Stoffe 116

Antonius 42
Apamin 143
Äpfel 151 ff.
Apfelessig 159
Äpfelsäure 51
Aphthen: Betupfen mit alkoholischer
Propolislösung 128
Apimondia 134
Apimondia-Institut 92
Apis, siehe Biene
Apis mellifica 19, 146
Apis mellifica carnica 114
Apis mellifica caucasica 115
Apis mellifica ligustica 114
Apis mellifica mellifera 114
Apisflor 79
Apoplektischer Insult 81, 125
Apotheke 62, 139, 145
Appetit 104
Appetitanregung: Pollen-Gelée-royale-
Kapseln 69, 79
Arabische Medizin 40
Arachidonsäure 77
Araña 31 ff.
Arbeitsbiene 9, 20 ff.
Arbeitslosigkeit 24
Ardenne 100
Arginin 75, 88
Aristoteles 38 f., 68, 112
Armbruster 145
Arnikasalbe 139
Aroma 47, 66
Aromahonige 159
Aromatherapie 69, 139
Ars amandi 40
Artemis 38
Arterienverkalkung 86, 125
Arthritis: Massage mit Propoliscreme
126, 130, 144, 146, 159
Arthrosen: Behandlung wie Arthritis
127, 144
Arzneimittelbild 65
Arzneimittellehre 146
Arzneiprinzip, homöopathisches 63
Arzt 12, 14, 37, 39 f., 55 f., 100, 107,
112, 118, 121, 127, 130, 145, 147 f.
Ärztehierarchie 107
Aschner 12
Asien 52
Asklepiades 38
Asklepios 38
Asparaginsäure 75

Assur 72, 87
Assyrer 62
Asthenie, siehe Schwächezustände
Asthma bronchiale: Brustkorb und Rük-
ken mit Propoliscreme massieren 65,
140
Asymmetrie 49
Atemnot 93, 145
Atem, unreiner: Propoliselixier, Propo-
liskaubonbons 128
Atemwege, Erkrankungen der 64
Atmung 82
Atmungsfermente 82
Athen 37, 95
Atherosklerotischer Symptomenkomplex
125, 133
Athleten 109
Atomkrieg 106
Aufregungen: Herzwein 161
Augen 39, 128, 139, 146 f.
Augenentzündung: Augenbadeglas mit
warmem Wasser füllen, 1 bis 3 Tropfen
Propolislösung zusetzen, Auge baden;
notfalls mehrmals täglich 128, 134
Augenleiden 39
Augenzentralvene 39
Augustinus 42
Ausbeute 162 f.
Ausfallsstörungen 96
Ausschlag 104, 119, 145, 160
Australien 95, 109
Australopithecus 31
Autoabgase 15
Auxine 88
Avicenna 12, 40
Avitaminose 37, 86
Avocadoöl 166
Axerophthol 77
Azetaldehyd 52
Azeton 52
Azetylcholin 52, 56
Azidose 59

Bach 64
Backen 149
Bäckereien 154
Badesalze 64
Baklava 150, 153
Bakterien 39, 52, 61
Bakterienstämme, resistente 111
Bakteriostasis 39, 55
Bakterizide Stoffe 52, 116

*Register* 181

Ballaststoffe 77
Balkan 153
Balkanländer 92, 164
Bananen 151 ff.
Bandscheibenschaden 126
Bär 31, 45
Bärenfang 158
Baubiene 26, 137
Bauchspeicheldrüse 59, 69
Bauer 43, 74
Bauer, Klaus 139
Bauernimker 43
Baum 28, 33, 41, 72
Baumharz 114
Baumgärtel 58 f.
Becker 57
Befruchtung 87
Begabung 106
Begattung 22
Begleitpollen 64
Beifußblättrige Ambrosie 72
Beischlaf 88
Bergamotteöl 157, 159
Bernsteinsäure 51
Berufsbelastung 89
Beruhigungsmittel 69
Bestrahlung 83
Beta-Pinen 64
Bettlägerigkeit 102
Betulen 115
Bevölkerungsexplosion 10
Bhi 35
Bhrṅga 35
Bicorp 31
Biene Maja 7, 72
Bienenbaum 42
Bienenbrot 25, 74, 112, 164
Bienengift 10, 143 ff., 165
Bienengiftsalbe 144
Bienenkittharz, siehe Propolis
Bienenlarve, siehe Larve
Bienenluft 143, 147 ff.
Bienenprodukt 15
Bienenseuche 53
Bienenstaat 7, 9, 11, 19 ff.
Bienenstock, siehe Stock
Bienenvolk 72
Bienenwabe, siehe Wabe
Bienenwolf 27, 143
Bienenzucht 34, 38
Bindegewebe 95
Birchermüsli 151

Birnendicksaft 108
Bismarck 107
Birke 114, 131
Bitterkeit 69
Blähungen: Fenchelhonig, Propolis,
  Propolis-Lactose-Kapseln 57, 67 f.,
  79, 131, 160
Bläschenausschlag 119
Blase 59, 67, 69, 131
Blasenentzündung (Cystitis): 5 Tropfen
  alkoholische Propolislösung in einem
  Glas Wasser vor den Mahlzeiten;
  im Akutfall bis zu fünfmal täglich
  64, 146
Blasenleiden 67
Blattläuse 45, 137
Blattner 60
Blei 59
Blume 14, 29, 47
Blut 37, 51, 56 f., 109, 130
Blutanalyse 103
Blutarmut 69
Blutbild 102
Blutbildung 60
Blutdruckbeschwerden 90, 93, 113, 159
Blutfett 125
Blutserum 144
Blutübertragung 59
Blutung 144
Blüte 7, 27 f., 38, 47, 64, 72
Blütenhonig 45
Blütenstaub, siehe Pollen
Bonsels 7
Boraxhonig 160
Borsalbe 60
Böses 36
Brandsalbe 120
Brandwunden: Propoliscreme, Honig-
  auflagen 61, 116
Brasilien 53
Braten 149
Brauchle 12, 100
Brechreiz 90
Breuss 100
Bronchialasthma 140
Bronchialkatarrh 64, 68
Bronchien 40, 64, 69
Bronchitis: Massage des Brustkorbs
  und des Rückens mit Propolissalbe
  64, 66, 68 f., 140
Brotsuppe 150
Bruch 68

Brust 66, 161
Brustdrüsenentzündung 134
Brustdrüsengeschwür 164
Brustfellentzündung: neben ärztlichen
    Maßnahmen äußerlich: Propolis-
    creme zur Schmerzlinderung; inner-
    lich: Propolislösung in Wasser 119
Brut 21, 25
Brutpflege 26
Brut, verdeckelte 25
Brutwaben 25
Buche 114
Buchweizen 68
Buchweizenhonig 68
Buchweizenpollen 77
Büdingen 39, 57 f.
Budwig 77
Bukarest 92, 134
Bulgarien 61
Buschmann 34
Butter 36
Buttersäure 51
BWS-Syndrom 126
Byzanz 37, 113

Cadinen 67
Cadmium 59
Caillas 79
Calicut 40
Calluna vulgaris 67
Candida albicans 117
– paracrusei 117
– pseudotropicale 117
Cartesius 12
Cartland 109
Carvacrol 67
Chauvin 78, 86
Chemie 45
Chemiker 45
Chemotherapie 7, 99, 105, 119
China 33, 125
Chitin 27
Chlor 51, 76
Chloramphenicol 111
Cholera 59
Cholesterin 81, 84
Christentum 22, 41
Christus 41 f.
Chronisch Kranke 11
Cižmarik 117
Clay 109
Coenzym A 82

Colitis 69
Colpitis senilis 134
Commosis 112
Computertomograph 12
Cortison 120, 144, 146
Cozymase 77
Crampi 127
Crataegus 56, 67
Craurosis vulvae 134
Creme 109
Cro-Magnon-Menschen 31
ČSSR 113
Curryhuhn 151
Cystin 75
Cystitis, siehe Blasenentzündung
Cytochrome 82
Cytochromoxydase 77

Dämon 13
Dänemark 113, 117, 134
Darm 47, 67 f., 109, 118, 123, 131 f.
Darmentzündung: jeweils eine halbe
    Stunde vor den Mahlzeiten 5 Tropfen
    Propolislösung in einem halben Glas
    Wasser 94, 123
Darmflora 79, 118
Darmgeschwüre 123 f.
Darmkrämpfe 67
Darmkrebs 99
Darmregulans 132
Darmträgheit: Honig, Pollen, Propolis-
    Lactose 57, 77, 104
Dattelpalme 72
Daumen 60
D. baš 36
Debora 36
Decubitus 134
Degenerationserscheinung 127
Delpereé 74
Demeter 38
Demokratie 23
Demut 14, 108
Depression 38
Dermatologe 127
Dermatosen, siehe Hautentzündung
    und Ekzem
Desinfektion: Propolislösung, Propolis-
    creme 11, 100, 116 f.
Desserts 151 ff.
Desoxyribonukleinsäure 62
Deutsche Demokratische Republik 92
Deutschland 45, 66, 153

*Register* 183

Dextrin 51
Dextrose, siehe Traubenzucker
Diabetiker 60, 66
Diagnosestraße 12
Diakon 42
Diaphorase 77, 82
Diarrhöe, siehe Durchfall
Diastase 51
Diät 100, 119
Diazetyl 52
Dibat-el-Halal 40
Dickdarm 59
Digitalis 56, 67
Dioskorides 7, 39, 111 ff.
Diphtherie 55
Diskopathie 126
Distel 28
Doktor der Medizin 107
Doping 107
Doppelblindtest 87, 91, 126
Dorn 113
Drau 144
Drehrichtung 48 ff.
Dreieck 20
Drohne 21 f.
Drohnenschlacht 10, 22
Drüsen, geschwollene: neben ärztlicher
   Behandlung Eincremen mit Propolis-
   creme
Drüsenstörungen 86
Duft 28
Duftkerzen 139
Duftstoffe 20
Dunkelheit der Augen 39
Dünndarm 59
Durchblutungsstörung 56, 80 f., 127
Durchfall: Propolis-Lactose-Kapseln,
   Honig 66, 79, 94, 132
Dysmenorrhöe 89
Dyspepsie 79

Eberndorf 139
Eckl 126
Edelkastanienhonig 161
Effekt, synergistischer 86
Ei 19, 24, 33, 76
Eierstock 69
Eierstockentzündung 133
Einbalsamierung 139
Eingeweide 39
Einsicht 108
Einzelpollen 64

Eisen 51, 76, 115
Eisessig 159
Eiter 37, 55, 61
Eiterausziehende Wirkung des Honigs
   55
Eitererreger 118
Eiterung: Propolis in jeder Form, Honig
   60 f.
Eiweiß 33, 36, 75, 85, 119, 130
Eiweißstoffwechsel 82
Eiweißüberschuß 33, 37
Ekzem: äußerlich: Propolistinktur,
   Gesichtswasser, Honig; innerlich:
   Pollen-Gelée-royale-Kombipräpara-
   te; Diät! 79, 110, 160
Ellenbogen 122
Embryologie 107
Enderlein 39, 61
Endobionten 39, 61
Energie 10, 56, 62
Energiespender 88
England 109
Enthaarungsmittel 139
Enterokolistis, siehe auch Darment-
   zündung 83
Entgiftung 39, 58, 81, 105
Entzündung 55, 60, 122, 146, 164
Entzündung des Herzmuskels 56
Entzündungshemmung durch Honig 55
Entzündungshemmung durch Propolis
   129
Enzym, siehe auch Ferment 15, 53,
   56 ff., 64, 77, 115, 143
Epikondylitis: Eincremen mit Propolis-
   creme oder Salbenumschläge damit
   17
Eppinger 57
Erbinformation 62
Erbrechen 46, 90
Erdbeercreme 152
Eremit 42
Eresos 38
Erfrischungsgetränk 159
Erithace 25, 112
Erkältungskrankheiten: Honig, Propo-
   lis, Melbrosin-Propolis 64, 66, 108
Erle 114
Erlöser 41
Ermüdung 55
Ernährung 92, 100
Erschöpfung 55, 68 f.
Erythrozytenwerte 83

Erzeugnis 47
Esel 36
Eskimo 13
Essig 38, 159
Essigsäure 51
Ethische Charaktere 38
Eukalyptushonig 69
Europa 65, 117
Exine 62
Extrasystolen 67
Exultet 42

Fagopyrum esculentum Moench 68
Falkensee 81
Fang Chu 125, 130
Farbe 52
Farbstoff 138
Farnesol 52, 65
Feiks 102 ff., 119 f., 123 ff.
Felbermayer 100
Fell 110
Fellinger 93
Fels 41
Fenchel 159
Fenistil 145
Ferment, siehe auch Enzym 46, 48 f.,
    61, 116, 141
Fernsehen 93, 99
Ferrulsäure 115
Fett 62, 77, 85, 138
Fettsäuren 115, 138
Fettstoffwechsel 84
Fettsucht 159
Fichte 64, 131
Fieber: Pollen-Gelée-royale-Kapseln,
    Propolis, Propoliskaubonbons 37
Fieberbläschen 128
Figurprobleme 90
Fingernagel 146
Fisch 40 f.
Fischer 48 f.
Flatulenz: Propolis-Lactose, Fenchel-
    honig, Thymianhonig 69, 79
Flavone 52, 66, 115
Flavonglucosid 66
Flavonoide 66
Flechten: Propoliscreme, Honigauf-
    lagen 113
Fleischmassen 43
Florapoll 103
Flugloch 26, 29, 73, 114
Fluor albus, siehe Weißfluß

Flüssigkeit 143
Folsäure 52, 77, 86
Formaldehyd 52
Forschungsinstitute 92
Frankreich 68, 78, 86, 131
Frauenleiden 89 ff.
Fressen 25
Frigidität: Melbrosia pour les dames
    89 f.
Frischluft 100
Fritsche 63
Frisch 7, 9, 14, 25, 28, 47, 72, 78, 137
Froschherz 57
Frostbeulen: Propoliscreme 164
Fruchtbarkeit: Pollen-Gelée-royale-
    Kapseln, Melbrosia p.l.d. 71
Fruchtsalat 150 ff.
Fruchtzucker 48, 88
Fructose, siehe Fruchtzucker
Frühjahr 19, 29
Furcht 14
Furlenmeier 67
Furunkulose: äußerlich: Propoliscreme
    und Propolistinktur; innerlich: Mel-
    brosin-Propolis und Diät! 61
Fuß 117
Futtersaft, siehe Gelée royale
Futtersaftdrüse 24 ff., 74, 85, 137

Galen 12, 40, 113
Galle 59
Gallenerkrankungen 59
Gallenfluß 67
Gammapinen 64
Ganzheitsmedizin 107, 119
Ganzkörperscanner 12
Gärung 54, 157 f.
Gastritis, siehe Magenentzündung
Gâtinais 66
Gebäck 150
Gebet 13
Gedächtnisstörung 81
Gefäße 125
Gefäßkrämpfe 127
Gefäßkrankheiten 144
Gefäßschmerzen 95
Gefriertrocknung 85
Gegengift 39
Gehirn 75
Gehirnanregung: Pollen-Gelée-royale-
    Kapseln 79
Gehirn-Liquorschranke 75

*Register* 185

Gehirnstoffwechsel 75
Gehörgang 128
Geist 11 f., 63, 161
Geister 13
Geistesstörungen 37
Geistheiler 63
Geistige Leistung, Verbesserung: Pollenpräparate 80 f.
Gelbsucht, siehe auch Leberentgiftung 59, 68, 130
Gelée royale 10, 15 f., 24, 74, 78, 85 ff., 100 ff., 106 ff., 130, 165
Gelenk 14, 143 f.
Gelenkskrankheiten 127, 144
Gelenksschmerzen: Propoliscreme 93
Gemüse 149 ff.
Genitalkarzinom 83
Genitaltrakt 134
Genußmittel 34, 47
Geometrie 20
Georgica 19, 38
Geraniol 66
Gereinigter Honig 159
Geriatrikum: alle Pollen- und Gelée-royale-Präparate zusätzlich zu konservativer ärztlicher Therapie 38, 40, 133
Germanen 42
Gerson 100
Gerstenkorn 128
Geruch 52
Geruchsstoffe 51 f., 69
Gesamteiweiß 83
Geschlechtsreife 89
Geschmack 52
Geschmacksstoffe 69
Geschwüre: Propoliscreme, auf Schleimhäuten Propolisgel 37, 39, 120, 164
Gesichtsmasken 139
Gesichtswasser: Propolislösung 109, 165
Gesundheit 12, 109
Gesundheitsbehörden 124
Gesundheitsberater 107
Gesundheitssystem 11 f., 107
Gesundheitszustand 10
Gewalt 10
Gewebe 137, 143
Gewebsschwund 86
Gewichtsprobleme 90
Gewichtsverlust: Melbrosin-Propolis,

Melbrosia executive, Melbrosia p.l.d. 94, 103
Gewichtszunahme 91
Gicht 51
Gift 27, 61, 106, 143, 146
Giftapparat 143 f.
Giftblase 143, 146
Giftdrüse 143
Giftpflanze 15
Gigantomanie 11
Gingivitis 128
Glas 54, 140, 165
Globuline 83, 145
Gluconsäure 51
Glucose, siehe Traubenzucker
Glucoseoxidase 51
Glucoside 115
Glutamat-Oxalacetat-Transaminase 83
Glutaminsäure 75, 81
Glycerin 138, 160
Glycerinaldehyd 50
Glycin 75, 88
Glykogenspeicherung 81
Glykutilfaktor 56
Goczalkowice Zdroj 134
Goethe 11
Gold 35
Gott 15, 37 f., 41
Gottesdienst 42
Griechen 14, 116
Griechenland 12, 37
Griechische Medizin 37, 58
Grillkotelett 17
Grippe: Propolis in jeder Form; Kombipräparat Pollen-Gelée-royale zur Verbesserung der Abwehr 59, 68, 118
Grusinien 117
Gundel 60
Gurgeln 128
Gürtelrose: Bepinseln mit Propolislösung 119 f.
Gürtler 79
Gutes 36

Haarausfall 80, 132
Haferflockenplätzchen 154
Hagebuttensuppe 150
Hagen 78
Hahnemann 61 f.
Hahnenfuß 63
Halle 115

Haller 116
Halsentzündung: Gurgeln mit 5 Tropfen Propolislösung in einem halben Glas Wasser 55, 69, 134
Halsschmerzen 140
Hämatom: Propoliscreme, Honigauflagen 144
Hämorrhoiden: Propoliscreme, Rizinus-Propolis-Öl 65, 131, 163
Hand 118
Handverschüttelung 62
Harmonie 10, 12 f., 15, 77, 116
Harmonisierung als Heilprinzip 16 f.
Harn 64
Harnaj 134
Harnausscheidung 67
Harnleiterentzündung: zusätzlich zu ärztlicher Behandlung mehrmals täglich mit Wasser verdünnte Propolislösung 64, 69
Harntreibemittel 64, 66
Harnverhaltung 66
Harz 64, 111 ff., 114 ff., 118, 131
Hatschepsut 35
Hausfrau 122
Haut: Nährcreme, Propoliscreme, Propolis-Gesichtswasser 27, 86, 95, 109 f., 120 f., 165
Hautkrankheiten, siehe jeweiliges Stichwort 86, 129 f., 138, 144
Hautnährcreme 165
Hautpilz 117
Haut, unreine 120
Hebräer 72
Hebräisch 36
Hedysarum obscurum 66
Heidekraut 67
Heidekrauthonig 67, 139
Heilkunst 106
Heilmittel 34, 55 ff., 140
Heilpflanze 15
Heilkraft 10
Heilpraktiker 107
Heilprinzip 17
Heilsalbe 37
Heilung 14 f., 60
Heilzeremonie, schamanistische 14
Hentschel-Winkler 123
Hepatitis, siehe Leberentzündung
Herauswürgen 46
Herd 16
Hernuss 83 ff.

Herold 41, 60, 146, 157
Herpes-Viren: Bepinseln mit alkoholischer Propolislösung 119 f.
Herpes genitalis 119
Herpes labialis 119
Herpes zoster, siehe Gürtelrose 119
Hertzka 160 f.
Herz 56, 67, 125, 133
Herzerkrankungen 100
Herzinfarkt 67
Herzjagen 96
Herzleiden 161
Herzrhythmusstörungen 56
Herzschmerzen 93
Herzschwäche 67
Herzstechen 161
Herzstützung 108, 133
Herzversagen 145
Herzwassersucht 133, 161
Herzwein 43, 160 f.
Hethiter 34, 62
Heuschnupfen: Bienengiftbehandlung 57, 65, 72, 144, 147
Heuschrecken 36
Hexosen 48, 55
Hieroglyphen 35
Hieronymus 42
Hildegard von Bingen 15, 43, 160 f.
Hillary 55
Himmel 38 f.
Himmelsspeise 41
Hippokrates 12, 37, 124
Histamin 144
Histidin 75, 88
Histologie 107
Hitzegefühl 93, 96
Hitzewallungen 96
Hochzeitsflug 21
Hoden 88, 131, 144
Hohenheim, siehe Paracelsus
Höhle 33, 41
Homo erectus 31
Homöopathie 57, 61 ff., 87, 146
Homotoxine 105
Honeycomb 140
Hongkonggrippe 118
Honang 35
Honig 7, 9 f., 15, 25 f., 29 ff., 110, 112, 117, 134, 138, 149 ff., 165
Honigbeuter 31 f.
Honigblasenkapazität 46
Honiggesetz 45

# Register

Honighomöopathie 61 f.
Honigklistier 59
Honigkuchen 38, 42
Honigmagen 45
Honignudeln 157
Honigopfer 38
Honigpastillen 157
Honig-Pollen-Analyse 52
Honigschnee 156
Honigseim 41
Honigstrudel 153
Honigtau 28, 45
Honigtauhonig 15, 28, 64
Honigverordnung 46
Honigwaben 33
Honigwasser 38
Honog 35
Honung 35
Hopfenmet 158
Hormonale Fehlregulation 80
Hormone 52, 56, 77, 86, 88 ff., 144
Hormonsystem 56, 93
Hornisse 27, 143
Höschen 72
Hostie 42
Hristea 82
Huaibei 125
Hufeland 12
Huflattich 40
Hüftgelenksschmerzen: Propoliscreme 127
Hühneraugen: Propoliscreme 127
Hummel 19, 21, 137
Hummelstaat 23
Hundebiß 40, 68
Hundertjährige 74
Hungertod 137
Husten: Massage mit Propoliscreme (Rücken-, Brustbereich), Propoliskaubonbons, Thymian- und Lindenhonig 40, 66, 68, 113, 140
HWS-Syndrom 126
Hyaluronidase 143
Hydrolyse 48
Hydroxyprolin 75
Hymettos 38, 68
Hyperämisierung 58
Hyperemesis gravidarum 58
Hypertonie 56, 67
Hypotonie 67

Ibn Battuta 40

Ibn Sina 40
Ikterus, siehe Gelbsucht
Illertissen 145
Imker 16, 25, 27 f., 33, 43, 45, 47, 52, 56, 72, 74, 85, 100, 108, 113, 134, 140, 144 ff.
Imme 28
Immunsystem, siehe Abwehrsystem
Impotenz: Pollen-Gelée-royale-Präparate, insbesondere Melbrosia executive 16, 87
Indianer 13 f., 33
Indien 33, 35
Indogermanisch 137
Indonesien 103
Industrialisierung 10
Industriestaaten 12, 23
Infantilität: Pollen-Gelée-royale-Präparate 90
Infarkt 56, 67
Infektionen: Propolis in jeder Form 11, 59, 67 f., 101, 112, 134
Infektionskrankheiten 56, 67 f.
Inhalation 40, 144
Inhibine 52
Insekten 45, 137
Insektenstaat 23
Insektenstiche Apis D 6, Propoliscreme, Propolistinktur 68, 146
Instinkt 78
Institut für Symbioselenkung 39
Intelligenz 9
Invertase 48, 51
Invertin, siehe Invertase
Invertzucker 48 ff., 55 f., 60
Ischialgie: Propoliscreme 121 f., 126, 144, 146
Isoleucin 75 f.
Isovanillin 115
Issels 100

Jachimowicz 22, 143, 147 f.
Jalomiteanu 83
Jesaja 36
Jesus 41
Jod 60
Joghurt 152
Johannes der Täufer 36 f.
Jubellied 42
Juckreiz: Propolis in jeder Form, Honig 119 f.
Jugendfrische 100

Jugendkrawalle 24
Jugoslawien 87, 92, 113, 147
Jünger 41
Jungfernzeugung 21

Kaffeesäure 115
Kairos 14
Kakaobutter 132
Kaktus 53
Kalium 51, 76, 82
Kaliumchlorid 56
Kaliummangel 77
Kallusbildung 68
Kalzium 51, 76, 82
Kamillensalbe 60
Kandieren des Honigs 53
Kapillarblutungen 77
Karbunkel 61
Karl der Große 43
Karotine 52, 82
Karsamstag 42
Karzinom, siehe Krebs
Käse 76
Kassenarzt 107
Kastanienhonig 43, 69
Kastration 96
Katalase 51, 82
Katalysator 77
Kaubonbon, siehe Propoliskaubonbon
Kauen 140
Kehle 147
Kehlkopfentzündung: Gurgeln mit
  Propoliswasser, Honig 128
Kehlkopferkrankungen 140
Keilschrift 34
Keimtöter 51
Kellner 107
Kenako 35
Kerze 139
Ketoaldehyde 64
Keton 52
Ketonurie 59
Kiangsu 125
Kienspan 139
Kittharz, siehe Propolis
Kinderheilkunde 108
  Lernschwäche 69, 108
  Nervosität 69
  Stärkung 68, 108
  Wachstumsschmerzen 68
Kleehonig 66
Kleinasien 40

Kleine 127
Klimaanlage 11
Klimakterischer Index 94
Klimakterium, siehe Wechsel-
  beschwerden
Kloster 42
Klosterneuburg 102, 119, 123
Kluge 41
Kneipp 38
Kniegelenksschmerzen 127
Knochenmark 102
Knollenblätterpilzvergiftung 58
Koch 56
Kochen 149 ff.
Kohlenstoffatom, asymmetrisches 49
Kokosmilch 40
Kolik: Honig, Propolis 67
Kollaps 145
Kombinationspräparate 86
Kommune 112
Konfiguration 50
Koniferen 64
Königin 10, 19, 21 ff., 28, 78, 85
Königinnenstaat 23
Konzentrationsfähigkeit 110
Konzentrationsschwäche: Pollen-
  Gelée-royale-Kapseln 81, 96
Kopfschmerz 68, 90, 126
Koran 9
Korea 33
Korinth 37
Körper 12, 46, 55, 60, 75, 105, 143
Körpergewicht 94, 103
Kos 38
Kosmetik 165
Kosmische Zusammenhänge 108
Kräftigung, siehe Stärkung
Krampfadern: Propoliscreme 69, 127,
  163
Krämpfe 66, 69
Krampflösung 66, 69
Kranke 11
Krankenhaus, siehe Spital
Krankenkasse 124
Krankenschein 107
Krankenversicherung 99
Krankheit 10, 112
Kräutertee 29
Krebs 10, 51, 74, 81 f., 99 f., 144
Krebszelle 63, 99
Krebstumor 104
Kreis 20

Kreislauf 67
Kreislaufanregung 67
Kreislauferkrankungen 100
Krieg 24, 116
Kugelpackung, dichteste 20 f.
Kühlung 25
Kupfer 51, 76, 115
Küstner 57

Laevulose, siehe Fruchtzucker
Laibach 91
Landbau 38
Landgüterverordnung 43
Lärche 131
Lärm 10
Larve 24 ff., 33, 73, 77, 85, 138
Laryngitis, siehe Kehlkopfentzündung
Lateinamerika 52
Latschenkiefer 64
Lauda 121
Lavendel 68, 159, 166
Lavendelhonig 68, 159
Lavendelwein 161
Lebensmittelchemiker 111
Lebensgesetz 14
Lebensqualität 10
Lebensraum 10
Lebensweise 16
Leber 39, 58 f., 68, 102, 105 f., 131
Leberanregung mit Honig
Leberbeschwerden 130
Leberentgiftung: Honig, Pollen-Gelée-
    royale-Präparate, Propolis 58, 105
Leberentzündung wie Leberentgiftung
    59, 68, 130
Lebererkrankung 81, 83
Leberparenchymschäden 83
Leberstauung 146, 161
Lebertran 60
Lebkuchen 155 f.
Lee Foundation 93
Lehm 34
Legeleistung 22
Leichnam 114, 139
Leidenschaft 22
Leistungsfähigkeit 109
Leitpollen 52, 63
Lernfähigkeit 75
Lernschwäche 69
Lesbos 38
Leucin 75 f.
Leukorrhoe, siehe Weißfluß

Leukozyten 145
Levante 151, 153
Libanon 41
Liebesbrunst 22
Libido 88
Licht, polarisiertes 48
Lichtschutz 85, 110, 165
Lidrandentzündung 128
Lienyungkang 125
Limonen 67
Lindenblüten 66
Lindenblütentee 66
Lindenhonig 64 ff.
Linolensäure 77
Linolsäure 77
Lippe 119
Ljubljana, siehe Laibach
Lösungsmittel 61
Lotion 109
Löwenzahn 62
Lücke 60
Luft 11, 13, 37, 147, 157
Lukas 41
Lumbago 126
Lund 83
Lüneburg 139
Lunge 40, 64
Lungenentzündung 64
Lungenerkrankungen 40, 64, 68
Lungenkrebs 99
Lungenstauung 146, 161
Lungentuberkulose 40, 64, 79 f.
Luther 41
Luther-Universität 115
Lymphbildung 60
Lysin 75 f.

Mack 145
Mádhu 35
Madhuka 35
Madhupa 35
Madu 35
Maeterlinck 7
Magen 56 f., 67 f., 83, 123, 140
Magen-Darm-Schranke 56
Magenentzündung: jeweils vor den
    Mahlzeiten 5 Tropfen Propolislösung
    in einem Glas Wasser nehmen 67 ff.
Magengeschwüre 17, 123 ff.
Magenkrebs 99
Magen-Neoplasmen 83
Magensäure 57, 67

Magersucht 69, 91
Magnesium 51, 76, 82
Mais 63
Maiskeimöl 166
Maltose 51
Malzzucker 51
Mandel 55, 128 f., 150
Mandelentzündung: Gurgeln mit Propoliswasser 55, 128 f.
Mandelöl 166
Mandeloperation 129
Mangan 51, 76, 82
Mangelerscheinungen 62
Mangelkost 37
Mangelkrankheiten 80
Manneskraft 40
Marburg 144
Margarine 77
Maria 42
Marzipan 150
Maske 14, 109, 139
Mastix 113
Matronenspeck 94
Matthäus 36
Maus 60, 114
Mäuseasziteskarzinomzellen 82
Mede 35
Medhu 35
Medikament 87, 90
Medizin 144
Medizin, offizielle 99
Medus 35
Mel depuratum 159
Mel foeniculi 160
Mel rosatum 160
Melancholie 38
Melbrosia executive 86 ff., 106
Melbrosia pour les dames 86, 89 ff., 134
Melbrosin international 78, 86, 108
Melbrosin-Massagecreme 127
Melbrosin-Propolis 108, 133
Melbroskin 129
Meli 35
Melilotus 63, 66
Melissa 35
Melissenhonig 66
Melit 35
Melittin 143
Menopause 93, 95
Menstruation 89 ff., 133 f.
Menstruationsschmerzen: Pollen-

Gelée-royale-Präparate, Propolis
in jeder Form 90
Merkfähigkeit 75
Menthol 52
Mességué 15, 66, 109
Mesue 40
Met 34 f., 38, 40, 157 ff.
Metallvergiftung, chronische 59
Metastasen 105
Metbrauer 43
Methionin 75 f., 82
Metu 35
Metzner 115
Mexiko 52 f.
Mez 35
Mietz 35
Migne 43
Migräne 69
Mikroorganismen 51, 61, 100, 117 f.
Milch 41
Milchsäure 49 ff.
Milchsäuregärung 141
Milchzucker 61 f., 132
Milieu 119
Milieu, feuchtes 131
Milwaukee 93
Mineralstoffe 51 f., 76 f., 85
Minze 67
Mittelalter 42, 60
Mitteleuropa 68
Modellieren 138
Molekül, asymmetrisches 49
Molisch 116
Monarchie 22
Mongolismus 86
Monosaccharide 85, 115
Monstranz 42
Morgensteifigkeit 127
Morphin 78
Moschion 113
Moses 41
Moslem 40
Mount Everest 55
Müdigkeit 55
Mumie 114, 116
München 127
Mund 55, 110, 119, 128, 146, 164
Mundentzündung: Propolistinktur,
Propolisgel 55, 164
Mundhöhle 55, 164
Mundschleimhaut 119, 140, 164
Muskel 51, 122

*Register*

Muskelschmerzen: Propoliscreme 43,
  47, 93, 126
Myosotis 63
Myristinsäure 115
Mysterium 41

Nabel 117
Nachbehandlung (bei Krebs) 99
Nachtschweiß 96
Nacken 129
Nackenschmerzen 19
Nadelbaum 114
Nagel 60
Nahrungsmittel 34, 47, 74
Narben 110
Narkose 58
Narzisse 28
Nase 69, 128, 147
Nasenschleimhaut 55
Nationalbibliothek, Österreichische
  113
Natrium 51
Natriumüberschuß 77
Natur 14, 23, 37, 100, 108
Naturheilklinik 151
Naturheilkunde 62, 78, 92, 99, 107,
  119, 132, 139, 148
Naturheilmittel 93, 139
Nauheim 56
Nebenerwerbsimker 43
Nebenwirkungen 90, 104, 118
Nektar 26 f., 45 ff., 64, 115, 137
Nerven 52, 56, 120
Nervosität 66, 68 f., 96, 109, 133, 146
Nesselausschlag 146
Neues Testament 36
Neugeborenes 33
Neuralgie 144, 146
Neurasthenie 69
Neurotransmitter 56
Neuseeland 33, 56, 140
Neuzeit 12
Niacin 77, 86
Nicolai 57
Niederösterreich 145
Niedersachsen 11
Niere 59, 67, 69, 131
Nierenbeschwerden 68
Nierensand 64
Nierensteine 64
Nietzsche 63
Nikotin 130

Nikotinmißbrauch 16, 109
Nikotinsäure 52
Nippur 34
Nobelpreis 28
Nosode 63
Numinoses 14
Nürnberg 42
Nuß 150
Nußaufstrich 152

Ochse 36
Ödem 146
Oetama 103
Ohnmacht 90, 93, 145
Ohr 128
Ohrensausen 93
Öl 115
Öle, ätherische 64, 115, 159
Olivenöl 117
Oligoasthenospermie 89
Operation 122, 124
Operationsraum 11
Opium 39, 77
Optische Aktivität 48
Orangen 151
Orangenhonig 69
Orkin 132
Ordinarius 99, 107
Ordnung 10
Organismus 78
Orientierungsflug 27
Osmanagić 87 ff., 95, 101 f., 106,
  118
Ostblock 92
Ostdeutschland 115, siehe auch
  Deutsche Demokratische Republik
Österreich 45, 64, 66, 72, 113 f., 122,
  145, 153
Österreichisches Fernsehen 93
Osteuropa 115, 159
Östrogene 82
Ovarien, siehe Eierstöcke
Ovid 40
Oxymel simplex 159
Oxyuren 69
Ozaena: Propolistinktur 128
Ozeanier 13

Padua 42
Palästina 41
Panazee 37, 62
Pankreas, siehe Bauchspeicheldrüse

Pantothensäure 52, 77, 86, 88
Papier 21
Pappel 114
Papyrus Smith 35
Paracelsus 12, 123
Paradies 41
Parästhesien 93
Paratyphus 59
Parodontose: Propolisgel 117, 128 f.,
140
Parthenogenese 21, 41
Pasteur 48 f.
Pectolinarisenin 115
Peitschenschlageffekt 126
Penicillin 111
Pergamon 40
Periode, weibliche, siehe Menstruation
Petersilie 160
Peterson, 57, 65
Pfefferkuchen 42, 154 ff.
Pfefferminze 159
Pfefferminzhonig 67, 159
Pfeife 14
Pfeiler 39, 56 f.
Pferd 109
Pferdefleisch 39
Pflanze 14, 45, 62 f., 87, 112, 116,
137
Pflegebiene 26
Pfortader 59, 65, 131
Pfortaderkreislauf 65
Pfortaderstauung 65
Pharaonen 36
Pharmaindustrie 92
Pharmakologie 34
Pharmazeut 111
Pharmazie 160
Phellandren 52, 64, 67
Phenol 66, 86
Phenylalanin 75 f.
Pheromone 20
Philips 95, 109
Philosophen 39
Phloem-Saft 45
Phosphatase 51, 143
Phosphor 51, 76
Phosphorsäure 51, 143
Photograph 122
Phytonzide 116
Phytosterole 88
Pilz 61, 111
Pinen 52, 67

Pinsel 120
Pinocembrin 115
Pissoceron 112
Placebo 87, 92, 95, 106, 126
Platon 38
Plinius 7, 25, 38, 111 ff., 120
Poetiray 103
Polen 61, 113,
Pollen 15 f., 26 ff., 52, 61 ff., 71 ff.,
86 ff., 100 ff., 118, 130, 137, 143
Pollen-Diät-Zellfit 82
Pollenfallen 72
Pollen-Gelée-royale-Kombination 84,
101 ff., 106 ff., 134
Pollenproduktion 147
Pollensammelbiene 72
Polysaccharide 115
Polypeptid 143
Portorož 147
Potentia coeundi 88
Potentia generandi 88
Potenz, homöopathische 62 f., 87 f.
Potenzierung 62 f., 65, 87
Potenzmittel 40, 68 f.
Präklimakterium 93
Prellung 163
Preßsaft 62
Priester 12
Produkt 47
Prolin 75
Propheten 12
Propolis 10, 15 ff., 28 f., 34, 61, 90,
100, 111 ff., 138, 162 ff.
Propoliselixier 120
Propolisgel 128
Propolishonig 163
Propoliskaubonbon 16, 129, 132
Propolis-Lactose-Kapseln 132
Propolisöl 163
Propolispflaster 34, 61
Propolisrezepte 162
Propolissalbe 17, 116 ff.
Propolisstandard 134
Propolistampons 134
Propoliszäpfchen 132
Prostata 67, 69, 131 f.
Prostataadenom 80, 84
Prostatabeschwerden 67, 69
Prostataerkrankungen: Propolis in
Zäpfchen, Cremes und Tropfen 83,
131 f.
Prostatitis, chronische 84, 131 f.

# Register

Proteine (siehe auch Eiweiß) 25, 37, 74 ff., 85
Provence 68, 157
Psoriasis, siehe Schuppenflechte
Psychische Behandlung 100
Psychologie 87
Psychopharmakon 38
Puder 60
Puls, unregelmäßiger 67
Puppe 25
Putzbiene 27
Pyridoxin 86

Quadrat 20
Qualität 106 f.
Quark 153
Quellwasser 64
Quendel 68
Quendelhonig 68
Quercetin 115
Quincke-Ödem 146

Rache 23
Rachen 55, 69, 128, 140
Rachenentzündung: Honig, Propolis 55, 69, 140
Racheninfektion 55
Radegundis 42
Ragweed 72
Ranunculus 63
Rassel 14
Ratio 12
Rauch 13, 40, 113
Räucherspeck 17
Raynaud 80 f.
Reaktionsfähigkeit 75
Reaktorunfall 106
Reduktionskost 37
Regensburg 42
Reinheitsgrad 162 ff.
Reiztherapie 144 f.
Rerum rusticarum 38
RES 130
Reutte 126
Rezept 34
Rezepte 149 ff.
Rhamnocitrin 115
Rheuma 51, 130, 144, 146
Riboflavin 86
Rindfleisch 76, 138, 151
Ringelblumensalbe 139
Rißquetschwunde 61

Rizinusöl 131, 163
Rizinus-Propolis-Öl 131, 163
Robinia pseudoacacia 66
Robinienhonig 66
Rohrzucker 48, 58 f.
Rohstoffe 10, 64
Rollkur 57
Rom 37 ff.
Römer 43, 58
Röntgenbestrahlung 102, 105, 125
Rose 159
Rosenhonig 160
Rosmarin 68
Rosmarinhonig 68
Roßkastanie 114
Rübenzucker, siehe Rohrzucker
Ruhr 59
Rumänien 61, 81, 92, 113, 129
Rußland 101, 120, 127, 131, 157
Rutin 81

Saccharase, siehe Invertase
Saccharose, siehe Rohrzucker
Sadat 109
Sainfoin 66
Sakuranetin 115
Salansin 115
Salat 149 f.
Salbe 113, 144
Salbengrundlage 139
Salbenumschläge 122, 133
Salmonella typhi 117
Salmonellose 59
Salomo 36
Salomon 96 f.
Salvaskin 129
Salz 146
Salzsäure 51, 143
Same 21
Samenblase 21
Samenkanal 21
Sammelbiene 27 f.
Sammelflug 46
Sandostenkalzium 145
Sarajevo 87, 95, 101, 118
Sauerhonig 37, 159
Sauerstoff 51
Säurehaushalt 57
Schacht 82
Schakal 14
Schamane 12 ff., 31, 37
Schamanismus 22

Scharlatan 101
Scheibenhonig 139
Scheidenentzündung 117, 133 f.
Scheller 117, 133
Schicksal 108
Schlaf 104
Schlafengehen, frühes 16
Schlaflosigkeit 66, 68, 93, 96, 105,
133, 146
Schlafstörungen 80
Schlaganfall 126
Schlange 114
Schlangengift 143
Schleim 66
Schleimbeutelentzündung: Propolis-
creme 123
Schleimhaut 146
Schleimlösend 66
Schlund 45
Schmarotzerpilz 115
Schmerz 60, 121
Schmerzlinderung 67, 113, 120, 127
Schmidt 80
Schmierinfektion 118
Schnabelkerfen 45
Schneidewind 115
Schnellverband 60
Schnittlauchsoße 150
Schnupfen: Propolisgel, Propolis-
creme, Propolistinktur 118, 140,
162
Schock, anaphylaktischer 145
Schönheit 109
Schrunden 163
Schulmüdigkeit: Pollen-Gelée-royale-
Kapseln 80 f.
Schulstreß 89, 108
Schuppenflechte: Propoliscreme, viel
Sonne, Diät und strengstes Alkohol-
verbot! 51, 129 ff.
Schürfwunde 61
Schußwunde 116
Schwab 39
Schwächezustände: Pollen-Gelée-
royale-Kapseln, insbesondere Mel-
brosia executive und Melbrosia
p. l. d. 69, 79, 90 ff.
Schwangerschaft 89
Schwangerschaftserbrechen 59
Schweden 84, 113
Schwefel 51, 76
Schweineschmalz 77, 139

Schweiß 132
Schweißausbrüche 93, 105
Schweiz 45, 66 f., 79, 113, 153
Schweninger 107
Schwindel 93
Schwindsucht 23
Schwingung 63
Schwitzen 93
Seborrhöe 129
Sechseck 20 f.
Seeger 61, 81 f. 100
Seele 11 f., 105
Segen 41
Sehne 17, 122
Sehnenscheide 122
Seim 41
Selbstheilkraft 59
Selbsthilfegruppen 99
Selene 38
Serin 75
Serum 83, 144
Sesquiterpene 52
Shenstone 109
Sibirien 33
Silicium 51, 76, 82
Silisierung 74, 141
Simandjuntak 103
Sinusitis 140
Sisalseil 33
Skorbut 37
Slowenien 91
Smolnig 99 f.
Snegotska 100
Sodbrennen 160
Sonne 14, 19, 29, 64, 68
Sonnenlicht 64
Sorbinsäure 115
Soße 149
Sowjetunion 61, 74, 92, 113, 132
Spagirik 64
Spanien 31 f. 69
Spannkraft 108
Sparta 37
Spaziergang 13, 104
Speichel, siehe auch Gelée royale 45
Speichelsaft, siehe Gelée royale
Specheldrüse, siehe auch Futtersaft-
drüse 24
Speik-Lavendel-Wein 161
Sperma 88
Spital 11, 58 f., 90, 119, 124 ff.
Splitter 113

*Register* 195

Spondylarthrose 126
Sporen 10, 61
Sportmedizin 55
Sprüche Salomonis 31, 36
Sprühpflaster 60
Spurbiene 19, 29
Spurenelemente 75, 115
Staatswesen 23
Stachel 23, 27, 143 f., 146
Stachellosigkeit 23
Stahl 23
Staphylokokken 60
Staphylokokkus aureus 117
Star, grauer und grüner 39
Stärke 74
Stärkungsmittel: alle Pollen- und
  Gelée-royale-Präparate 40, 55, 68,
  133, 146
Stauungen 161
Steinzeitmensch 33
Stein 14, 63
Steinklee 63, 66
Stenotypistin 122
Stereochemie 49
Sterinalkohol 138
Stich 27, 145 f.
Stimulation der Abwehr 84
Stinknase 128
Stoa 22
Stock 21, 27 f., 53, 112, 114
Stockbiene 26 f., 46, 72
Stoffwechsel 16, 59, 138
Stoffwechselentgleisung 51
Stöger 99 f.
Stomapin 129
Stomatitis aphthosa: Propolistinktur,
  Propoliskaubonbons 119
Strahl 99
Strahlenkater 102
Strahlenkrankheit 99 ff., 132
Strahlennebenwirkung 84
Strahlenschäden 80, 164
Strahlentherapie 101
Strahlung 62, 105
Streptomycin 111
Streupuder 34
Strickleiter 33
Strom 144
Strophantin 67
Stuhlverstopfung, siehe Verstopfung
Stuhlgang, unregelmäßiger 104
Stunde, bestimmte 38

Succindehydrase 82
Suchy 134
Südamerika 33
Sumerer 34
Süßmost 151
Symbiose 15
Synergismus 86
Syrien 34
Systemerkrankung 16, 100

Tablette 144
Tachykardie 67
Talg 129
Tannate 115
Tanne 64
Tannenhonig 149
Tanz 28
Technologie 11
Teint, schöner 109
Tekavcic 91 ff.
Temperatur 29, 53, 62, 104, 138
Temperaturregelung im Bienenstock
  25
Tennisarm: Propoliscreme 17, 122 f.
Terč 144
Termiten 23
Terpen 66
Therapie, polyvalente 16
Theophrast 38
Thiamin 86
Three Mile Island 106
Threonin 75 f., 82
Thrombophlebitis 69
Thrombosen 69
Thymian 38, 68
Thymianhonig 38, 68
Thymol 52, 67
Tiefenwirkung 69
Tiefkühlkost 149
Tier 14, 116
Tirol 13, 126
Tjindarbumi 103
Tongefäß 54
Tonikum 67, 80
Tonsillitis, siehe Mandelentzündung
Topf 36
Topfenpalatschinken 154
Toxine 106
Tracht 19, 28, 46, 53
Trachtquelle 28
Traubenkraut 72
Traubenzucker 39, 48 ff., 53, 55 ff.

Trichomonasis vaginalis: Propoliszäpf-
chen, mit Propolislösung getränkte
Tampons einführen 134
Tropfen 62, 124, 130
Trupl 117
Tryptophan 75 f., 81
Tschechoslowakei 92
Tsitsin 74, 78
Tubaentzündung 133
Tuberkelbazillus 117
Tumor 104
Türkei 34
Tussilago farfara 40
Typhus 59

Übelkeit 102
Übergewicht 90
Übersäuerung des Magens 67
Ueg 137
Ulcera trophicans 81
Ulcus, siehe auch Geschwür
Ulcus cruris 163 f.
Ulcus ventriculi et duodeni 123 f.
Ulme 114
Umlagerung 46
Umschlag 34, 60
Umweltgifte 62
Unfallchirurgie 11
Unfruchtbarkeit 87
Universität Sarajevo 87
Universitätsfrauenklinik Wien 83
Unschlitt 139
Unverträglichkeit 91
Unterernährung: Pollen und Gelée
royale 86
Untergewicht 79
Urban 86, 89
Urethritis, siehe Harnleiterentzündung
Urin, siehe Harn
Urmensch 31
Urogenitalsystem 64, 68
Urprinzip 61
Urticaria, siehe Nesselausschlag
Urtinktur 62
USA 93
Utopie 24

Vaginalzäpfchen 117
Vaginitis, siehe Scheidenentzündung
Valencia 31
Valin 75 f.
Vanadin 115

Vanillezucker 154
Vanillin 115
Varro 7, 25, 38, 112
Vaseline 139
Vaterland 139
Vegetative Dystonie 67
Venenthrombosen 65
Verätzung der Haut 165
Verbrennung: Propolissalbe, Honig-
umschläge 61, 106, 120
Verdauung 55, 78, 140 f.
Verdauungsanregung: Honig, Pollen,
Propolis-Lactose-Kapseln 67 f.
Verdauungsapparat 46
Verdauungsbeschwerden 68 f., 160
Verdauungsstörungen: Fenchelhonig,
Propolis-Lactose, Propolislösung in
Wasser, Pollenpräparate, Gelée
royale 57, 67 f., 86, 95, 159
Vergiftung 39 f., 58, 80, 165
Vergil 7, 19 f., 22, 38
Vergißmeinnicht 28, 63
Vergißmeinnichthonig 63 f.
Verhalten 16
Verhaltensänderung 16
Verjüngung 95
Verletzungen: Honig, Propoliscreme,
Propolistinktur 37
Vernunft 11
Verschütteln 61
Verspannung 126
Verstopfung: Propolis-Lactose-Kapseln,
Honig, Propolislösung in Wasser;
Grundleiden bekämpfen! Diät! 77,
79, 94, 104, 132, 160
Verstopfung, chronische 16
Verunreinigungen 135
Verwaltbarkeit 12
Verwesung 43
Via sacra 112
Viren 119
Vitamin 51 f., 62, 86, 102, 115 f.
Vitamin A 77, 138
Vitamin-B-Komplex 52, 77, 115
Vitamin C 36, 52, 77
Vitamin D 77
Vitamin E 77, 115
Vitamin H 77, 115
Vitamin P 77, 115
Volksgesundheit 33
Volksmedizin 92, 117, 164
Vollbad 66

*Register* 197

Vorsteherdrüse, siehe Prostata
Vorstoß, siehe Propolis
Vorwachs, siehe Propolis

Wabe 20 ff., 33, 41, 46, 137 ff.
Wabenhonig 26, 33, 41, 139 ff.
Wabenpollen 16, 25, 74, 112, 139 ff.
Wabenwachs, dunkles 164
Wacholder 137
Wachs 10, 41, 112, 114 ff., 137 ff.
Wachsdrüse 137 f.
Wachskerze 42
Wachstum 20, 25, 138
Wachstumsschmerzen 68
Wachstumsstoffe 77
Wächter 112
Wächterin 27
Waffe 23
Wald 72
Waldhonig 45, 64
Wallungen 93, 96
Wappen 35
Wasser 13, 37, 46, 74, 85, 128, 146,
    157, 162
Wasserausscheidung 145
Wasserbad 53
Wasserkopf 146
Wasserstoffperoxid 39, 51
Weben 137
Wechselbeschwerden 90, 93 ff.
Wechselbeziehungen 116
Weihnachtsbäckereien 154 f.
Wein 160 f.
Weinbeißer 156
Weisel, siehe Königin
Weiselfuttersaft, siehe Gelée royale
Weiselzellen 85
Weisheit 36
Weißdorn 67
Weißdornhonig 67
Weißfluß: Propolistampons 134
Weizenkeime 108
Weltesche 42
Weltkrieg 117
Wespe 21, 27, 39, 137, 143
Wespenstaat 23
Westerlund 121
Wetterfühligkeit 161
Whisky 17
Wickel 137
Wieche 137
Wien 56, 83, 99, 102, 121, 123, 127

Wiese 72
Wildbeuter 31
Wind 14, 72
Winter 29
Winterbiene 29
Wintertraube 29
Wirbelsäule 121, 126
Wirklichkeit, zweite 13
Wirkstoffe 61, 116
Wirkstoffkombination 78
Wissen 13
Wocken 137
Wolf 133
Wuchsstoffe 52, 86, 88
Wunde 37, 60 f., 68, 120, 160, 164
Wunderheiler 101
Wunderheilmittel: Propoliscreme,
    Honig, Propolistinktur 35, 60
Wundheilung 60 f., 131
Wundliegen 134
Wundpflaster 138
Würmer, Wurmmittel 68 f.
Wurzelschmerzen 66

Yggdrasil 42

Zahn 117, 128 f.
Zahnfäule: Propolistinktur, Propolis-
    gel 128
Zahnfleisch, wundes und entzündetes:
    Propolisgel, Propolistinktur 117,
    128 f.
Zahnfleischbluten: Propolisgel 140
Zahnfleischschwund (Parodontose):
    Propolisgel 128
Zahnschmerzen 128
Zander 70
Zea Mays 63
Zehennägel 127
Zehnt 43
Zeidlerei 42 f.
Zeitpunkt, richtiger 14
Zeitung 99, 145
Zellatmung 81, 100
Zelle 20 ff., 27, 62, 85, 138
Zellenputzerin 25
Zellkern 62
Zellosmose 60
Zellulose 77
Zellwachstum 105
Zen 22
Zerebralsklerose 80 f.

Zeugungsfähigkeit 88
Zimt 150
Zimtalkohol 115
Zimtsäure 115
Zink 51, 115
Zirrhose 68, 81, 83
Zitrone 150 ff.
Zitronenöl 66
Zitronensäure 51
Zitronensäurezyklus 82
Zivilisation 14
Zorn 23
Zucker 45, 47, 62, 74, 77, 85, 115,
149 ff.

Zuckerkonzentration 46
Zuckerlösung 53
Zuckerwasser 28
Zugsalbe 37, 113
Zunge 56, 110, 146
Zungenschleimhaut 56, 67, 140, 144
Zusammenspiel 15
Zwölffingerdarmgeschwür:
Behandlung wie Magengeschwür
123
Zyklus der Arbeitsbiene 24
Zytoplasma 56
Zytostatika 105

# DIE REIHE AKTUELLER SACHBÜCHER
*in Balacron mit Goldprägung und cellophaniertem, farbigem Schutzumschlag*

## NATURHEILER – PROBLEME UND ERFOLGE AM RANDE DER SCHULMEDIZIN
*Von Paul Uccusic*

Ein aufrüttelnder Bericht über Naturärzte und Heilpraktiker, die am Rande der Schulmedizin behandeln und heilen – in der BRD, in Österreich, in der Schweiz. Ein praxisnahes Buch für alle, die Gesundheit und Heilung suchen, selbst noch für »Unheilbare«. Unglaubliche Medizin-Tatsachen, wertvolle konkrete Informationen. 280 Seiten, 72 Abbildungen, Best.-Nr. 1177.

## DIE MACHT IHRES UNTERBEWUSSTSEINS
*Von Dr. phil. Joseph Murphy*

Unser Unterbewußtsein lenkt und leitet uns, ob wir das wollen oder nicht. Dieses leichtverständliche Buch des dreifachen Doktors zeigt, wie wir die unermeßlichen Kräfte des Unterbewußtseins nach unserem Willen und für unsere Ziele nutzen und für uns schöpferisch einsetzen können. 245 Seiten, Best.-Nr. 1027.

## DIE NATUR DER PSYCHE – IHR AUSDRUCK IN KREATIVITÄT, LIEBE, SEXUALITÄT
*Von Jane Roberts*

Jane Roberts stellt in diesem neuen Erfolgsbuch die Psyche in ihrem natürlichen Ausdruck dar. Was in diesen Botschaften über die kreative Gestaltungskraft unseres psychischen Potentials, über Liebe und Sexualität – über Hetero- und Bisexualität sowie über homosexuelle und lesbische Triebe im Menschen – gesagt wird, ist erhebend und provozierend zugleich; es fordert jeden von uns heraus. 330 Seiten, Best.-Nr. 1215.

## DIE BOTSCHAFT DER KÖRPERSPRACHE
*Von Claude Bonnafont*

Worte täuschen nur zu oft, Signale des Körpers nicht. Die bekannte Psychologin hat aufgezeichnet, was für Sie Informationswert hat. Anhand von Haltung und Bewegung, von Gebärden, Mienenspiel und zutage tretenden Vorlieben usw. erkennen geschärfte Beobachter erst die wahren Absichten und nutzen ihr Wissen privat und im Berufsleben. 263 Seiten, Best.-Nr. 1191.

## IHR SIEG ÜBER DEN STRESS – ERHOLUNG AN KÖRPER, GEIST UND SEELE
*Von Dr. phil. Urs-Peter Oberlin*

Dieses Buch zeigt, woran wir kranken, und bietet attraktive Alternativen: Es ist gleichsam ein Gesamtplan, wie man sich körperlich fit hält und wie man sich in Arbeit und Freizeit gegen Hast und Leerlauf organisiert. Mit Hilfe der hier entwickelten wirksamen Methoden eines modifizierten autogenen Trainings und anderer Techniken können Sie Streß abbauen und vermeiden. Tabellen, Checklisten, Testanleitungen und Programmpläne sind eine wertvolle Hilfe. 238 Seiten, 13 Abb., Best.-Nr. 1223.

# ARISTON VERLAG · GENF
CH-1225 GENF · POSTFACH 82 · TEL. 0 22 / 48 12 62

# M. R. Kopmeyer

Das Leben des Verfassers ist ein überzeugendes Beispiel für die Richtigkeit der von ihm vertretenen Erfolgsprinzipien. Er fing als Lehrling an und brachte es zum Präsidenten von acht namhaften Konzernunternehmen und zum Erfolgsberater von hundertzwei bedeutenden Firmen und »führenden Köpfen« Amerikas. Mit Fünfzig aber zog er sich zurück und verfaßte sein »Schlüsselwerk bewährter Erfolgsmethoden«, durch das er – im Sinne seines Anliegens – der Erfolgsberater von Millionen Menschen geworden ist.

**Neu und hoch aktuell!**

Jeder der vier Bände – mit jeweils einem Schwerpunktthema – steht im Rahmen des Gesamtwerks für sich. Hier finden Sie Argumente, die überzeugen, Beweise, die motivieren, Anregungen und Beispiele, die begeistern, eine Fülle des Wissens – eine Fundgrube für den Interessierten. Wer Kopmeyers Schlüsselwerk liest, wird glauben, was der Autor behauptet, wird an sich selbst und seine Chancen glauben, wird motiviert sein, sich mit Elan an die Anwendung der bewährten Erfolgsmethoden zu machen.

## Das Schlüsselwerk bewährter Erfolgsmethoden

- ○ **Wunscherfüllung** – So bekommen Sie, was Sie sich wünschen
- ○ **Persönlichkeitsbildung** – So werden Sie, was Sie sein möchten
- ○ **Lebenserfolg** – So gelangen Sie an Ihre Ziele
- ○ **Wohlstandsbildung** – So werden Sie wohlhabend und reich

Jeder Band um 300 Seiten in Großoktav, Balacron mit Goldprägung und farbigem Schutzumschlag.

Postfach 82 · CH-1225 Genf · Tel. 022/481262